すべての悩みは脳がつくり出す

茂木健一郎

JN229728

ワニブックス
|PLUS|新書

はじめに

ブログや講演会、あるいは仕事でお目にかかった方などから、脳についての質問を受けることがよくあります。

複数の方から何度も何度も繰り返し聞かれる質問、また、とても印象に残る質問もありました。

こうしたさまざまな質問を集め、お答えしたのが本書です。いわば「脳についてよく受ける質問ベスト50」ということになります。

なぜ人間は、自分の脳についていろんな疑問を持つのでしょうか。

それは、生きていくうえでのさまざまな場面で、自分自身でもよく理解できないことがあるからではないかと思います。

生きるということは「不確実性の海を泳ぐ」ことにほかなりません。

学校で何を学べばいいのか、どのような仕事に就くべきか、あるいは友だちや職場での人間関係をどうやって円滑にすればいいのか、どんな人を人生のパートナーに選ぶべきか、さらには、どうやって子育てをしていけばいいのかなどの問題について考える場合、正解は必ずしもひとつではありません。正解はそれぞれの人の個性や志向によって変化しますし、全知全能の人であっても正解がわからない場合さえあります。

そういうとき、たったひとつ頼りになるのは、自分の「脳」です。

人間は自分自身が感じ、考え、そして決断し、行動を起こします。

人は自分の脳を手がかりにし、そして頼りにして、人生の選択をしていくのです。

私は20年以上にわたって、脳に関する研究をしてきました。その最終的な目的は、やはり「人間とは何か？」を知ることだと思っています。

脳科学の研究に基づいて、「人間とは何か？」という問いを突き詰めていったとき、生き方のヒントも見えてきます、本書では、そうした視点からさまざまな質問にお答えしようと思っています。

現代は、社会全体が大きな変化を迎えている特殊な時代です。

人工知能（ＡＩ）がどんどん進化して、人間の能力を超えようとしています。

私たち人間の役割とは、一体何なのか。

私たち人間は、これからの文明とどのように共存していけば良いのか。

そうした大きな課題が現実となってきています。

さらにはグローバル化によって、これまで培ってきた人間や社会のあり方が、大きく変動しようとしています。世界中で人や、お金や、モノが国境を越えて激しく動き回る時代になったことで、例えば、優秀な人材の基準も変わってきていますし、仕事を遂行するための脳のつかい方も変わってきています。またどう他人とコミュニケーションをとり、チームワークを高めていけばいいかという方法論も変化してきていると思います。

そんななかで人々は、唯一頼れる自分のリソース＝資源ともいえる「脳」のつかい方について、強い関心を寄せるようになってきているのではないでしょうか。


脳は、その人の個性そのものでもあります。

個性とは、欠点と長所が表裏一体となったものであり、ある視点から見れば欠点と映るものが、別の視点から見れば長所にもなるものです。

欠点と長所を合わせ持った自己の個性というものを、自分自身で引き受けなければ、これからの激動の時代を生きていくことはできません。


本書は、読者のみなさん一人ひとりがご自分の個性を受け入れて、変化の激しい時代に向かってチャレンジしながら生きていく手助けになればと願って、書いたものです。

この本がみなさんの今後の人生において、何かの参考やヒントになってくれれば、これ以上嬉しいことはありません。

もくじ

第4章　脳の謎 …… 123

第5章　脳という小宇宙 …… 163

おわりに 190

第1章

脳と人生

Q1

ストレスがたまって、毎日が苦しいです。解決法はあるのでしょうか

A

ストレスは、脳の大敵です。

ストレスがかかると脳のなかにある視床下部の働きが切り替わり、身を守ろうとします。自律神経の調整をおこない、内分泌（ホルモン）系、免疫系にも働きかけ、ストレスを防御するわけです。この三位一体構造を**ホメオスタシス（生体恒常性）**というのですが、ストレスフルな状態が長く続き、いわゆる「たまる」ようになると、この防御機構のバランスが崩れ、免疫力が落ちて、病気にかかりやすくなってしまいます。心の問

題が脳を経由し、身体の変調につながるのです。

世の中にはさまざまなストレスがありますが、それがたまってしまう大きな原因に、**「自分がコントロールできること」と「自分ではコントロールできないこと」の区別がうまくつけられないこと**が挙げられます。

例えば、「なぜ電車が遅れたんだ！」と駅員さんに詰め寄る方がいます。しかしいくら激しく怒っても、電車が遅れているという事実は変えられません。自分でコントロールできないことを不満に感じても、解決することができないのです。

私たちが考えるべきなのは、自分がコントロールできる部分です。

例えば、電車以外の交通手段はないか、遅れることを誰に連絡しておくべきか、待ち時間に何をするかといった事柄なら解決できます。これを習慣づければ、電車が遅れても、イライラすることはありません。

典型的な例は恋愛です。

いくら一方が強い好意を持っていても、相手がこちらを好きになってくれるとは限りません。他人がどう感じるかをコントロールすることはできないからです。それなのに「こんなに好きなのに、どうして」と思い続けたら、ストレスがたまる一方でしょう。

私たちがコントロールできるのは、自分の身体と心だけです。**自分を好きになってもらえるようベストを尽くし、上手くいけばラッキー、無理ならすっぱりあきらめる。**自分がコントロールできないことに関しては「仕方がない」とあきらめることが大事です。

「子どもが勉強しない」とイライラしてしまうお母さんも同じだと思います。

勉強するか、勉強しないかは子どもの脳が決めることですから、いくら怒っても解決できず、お母さんのストレスはたまる一方です。それどころか怒られる子どもにまでストレスがかかってしまいます。

ここで親がするべきなのは、子どもが勉強に興味を持てるような工夫をすることです。例えば、博物館に連れていき、知的好奇心や興味が湧くように導いてあげる。他にもさ

まざまな方法があるでしょう。（Q28参照）
とはいえ、親の努力で子どもが少しやる気を出してくれたとしても、それが習慣となり、自発的に勉強し始めるとは限りません。それもまたコントロールすることのできない領域なのです。親にできるのは具体的な工夫を重ね続けることだけ。イライラしても、ヤキモキしても、何も良いことはないのです。

「自分でコントロールできること」と「自分ではコントロールできないこと」をはっきり区別する習慣をつければ、ほとんどのストレスは消えてしまうはずです。

前者に対してはできるだけのベストを尽くし、後者はあきらめる。
これがストレスをためない方法です。

Q2

効果的なストレス解消法を教えてください。

A

常に過密な情報にさらされる現代社会では、いくらリフレッシュを心がけても少しずつストレスが蓄積してしまうものだと思います。ある程度は仕方のないことでしょう。しかし、ストレスのため過ぎはもちろんよくありませんから、解消するべきです。

そのためにはまず、**自分自身がストレスをためていると自覚する必要があります。**目安となるのは、症状です。妙にイライラしたり、集中できなくなったりといった、ストレス過多の状態に気づいたら、まず「ストレスがたまり気味だな」と自分自身を客観的に確認してください。

これを**「メタ認知」**といいます。自分自身の心の状態をあたかも外側から見ているように認識する能力で、脳の前頭前野が深く関わっていると考えられています。メタ認知をすることで、自分の状態を客観的に観察できるようになり「ストレスがたまり過ぎている」という心のアラームをしっかり受け取ることができます。

メタ認知をしたら、解消に取りかかりましょう。

じつは脳科学の世界では、ここ10年ほど**デフォルト・モード・ネットワーク（DMN）**というものに注目が集まっています。これまでの脳研究はおもに「何かをする」ときの脳の働きを対象としてきましたが、**DMNは「何もしてない」「ぼーっとしている」ときに活性化する神経回路網です。**脳がアイドリング状態になると働き出す回路があるのだと考えればいいでしょう。

近年の研究により、DMNには脳のさまざまな領域を調整し、情報や感情などを整理整頓する働きがあることがわかってきました。ＤＭＮは、いわば脳の掃除屋のような存在なのです。同時にこれにはストレスを解消させる効果もあると考えられています。

ＤＭＮを活性化させるには、脳を心地よくアイドリングさせる必要があります。つまり**何も考えていない、ぼーっとした状態をつくる**のです。

効果的な実践法のひとつが散歩です。

禅の修行にも**「歩行禅」**というものがあるそうです。散歩が脳に良い効果をもたらすことを私たちは経験的に知っていたのかもしれません。

コツは、できるだけ頭を空っぽにし、ゆったり歩くこと。

そうすると「部長のあの発言はないよな」とか「彼女はなぜあんなことをいったのだろう」など、自分が気にしていることがだんだん頭に浮かんでくるはずです。ここで浮かんでくるものこそがストレスの原因です。

散歩中の脳に何が起こったのでしょうか。じつは**ＤＭＮが活性化すると、普段は意識できていない「無意識」のなかにあるものが顕在意識へと湧き上がり、意識化しやすく**

なるのです。精神分析学者フロイトがもっとも重要視したのも「無意識のなかにあるものを意識化する」ことでした。

私たちの脳には、普段は意識されない無意識の領域があり、行動や感情の多くの部分がこの領域に支配されています。DMNにはその一部を意識化する働きがあるのです。もちろん部分的な意識化に過ぎませんから、無意識から解放されるわけではありません。しかし、そうすることでこれまで隠れていたストレスの原因を自覚し、コントロールする道筋をつけることが可能になるのです。

次に**「フォーカシング」**というテクニックをつかいます。**頭に浮かんだ「気になっていること」にフォーカス（焦点）をあて、自分が連想することを考えてみるという作業です。**これをおこなうと、ストレスの原因が脳のなかで整理され、だんだんと心が整えられていきます。

これが私の勧めるストレス解消法です。

もう一度まとめておきます。
イライラなどの不調に気づいたら

①「ストレスがたまってきたな」とその事実をメタ認知する。

②次にゆったりと散歩をする時間をつくり、DMNを活性化させましょう。

③そして無意識から湧きあがってくるものを意識し、フォーカシングをして、心を整理する。

という流れです。

散歩のほかに、お風呂にゆっくりつかる、ソファで好きな音楽を聴くという方法も有効です。自分に適したリラックス法を持っておくといいでしょう

Q3

子どもが不登校になってしまいました。どうしたらいいでしょう。

A

さぞご心配なことだろうと思います。

親としては「どうして？」という疑問が真っ先に浮かんでしまいがちです。しかし、この場合、**いちばん大切なのは、理由や原因をあまり詮索しないことです。**

もちろん解決するべき明確な理由（イジメなど）がわかっている場合は、解決に向けて努力するべきでしょう。しかしそれでも、原因の解決が、必ずしも不登校の解消にはならないことを自覚しておかなくてはなりません。

なぜそうなるのでしょうか。それは、親が「原因を究明して解決すれば、子どもは学校にいく」と思い込んでしまうと、子どもに必要以上のプレッシャーを与えることになるからです。このプレッシャーは親御さん自身にもかかります。

実際、本人にもまわりにもはっきりした理由が特定できない不登校は少なくありません。しかし、それでも子どもの脳は「いきたくない」のはたしかなのです。もし周囲が原因究明や解決を急いだり、「理由がないなら学校にいくべきだ」と迫ったりすれば、子どもは追い詰められてしまうでしょう。

ここで何よりも大事なことは、**学校にいきたくないという子どもの「今」を受け止めてあげることです。**

今、私の子どもは悩み、学校にいきたがっていない。

この状態をありのまま、受け入れてあげましょう。

アメリカで誕生した瞑想法**「マインドフルネス」では、「今、ここ」の状態を丸ごとそのまま受け入れ、判断したり、決めつけないことを重視します。**そうすることで心が穏やかになり、気づきが得やすくなるのです。

学校にいかないと、将来が不安だとおっしゃる方はいるかもしれません。

しかし、私はそうは思いません。今の時代において「学校にいく」ことはマストではなく、ひとつのオプションに過ぎないからです。

アメリカなどではホーム・スクーリング（自宅学習）が子どもの権利として認められています。州によっては、ホーム・スクーリングをしている子どもたちに補助金を出す制度もあるのです。

日本は、まだ「学びの場」＝「学校」という観念が強すぎるのではないでしょうか。「義務教育」という言葉がありますが、これは本来、子どもに最低限の教育を施さなければいけないという、国が負う義務のことです。憲法で規定されている「教育の義務」も、親の義務です。ですから「子どもは学校にいく義務がある」かのように考えるのは、誤解に過ぎません。学校以外の多様な学びの方法を検討することは決しておかしなことではないのです。

もちろん元気に、毎日学校へ通ってくれるのも素敵なことです。

でも万が一、通えなくなっても、学ぶ方法はいくらでもあるし、将来を心配する必要もないということを認識しておいてください。

親や先生、まわりの大人たちが、不登校に苦しむ子どもに伝えてあげるべきなのは、そのことなのだと思います。

これを知るだけでも、ずいぶんお子さんのプレッシャーは軽減されるはずです。**親御さんも学校にこだわらず、余裕を持って、お子さんに接してあげてください。**そうした関係が築けるだけで、徐々に不登校が解消されていくケースもあります。

最大のポイントは次のことです。

子どもが不登校になったときに、その原因を追究してはいけない。

この考え方は、不登校に限らず、心のコンディションを崩している相手と接するあらゆる場面に応用できる大原則です。ぜひ覚えておいてください。

Q4

子どもが自閉症と診断されました。親として今後、どう接していけばいいでしょうか。

A

自閉症、あるいは発達障害と診断されるお子さんが最近増えているようです。私もよく相談を受けることがあります。

まずお伝えしたいのは、脳とは必ずしも「正常」「異常」で区別できるものではないということです。神経科学や脳科学では、自閉症ではない人を**「ニューロティピカル」（定型発達）**と呼びます。神経学的に典型的なタイプという意味ですから、「典型的なタイプの脳」と表現しているのです。

個性というものを考えるとわかりやすいでしょう。自然界にはまったく同じ人間は存在せず、人にはそれぞれ異なる個性があります。その人間全体の分布を調べていくと、スペクトラム（連続体、分布範囲）としての広がりとして描くことができます。私たちはみなそのどこかにいるわけです。

自閉症や発達障害と診断されるのは、神経学でいう**「自閉症スペクトラム」**という一連の広がりのなかにある人です。その広がりのなかには、自閉傾向が強いお子さんも、そうではないお子さんも含まれています。ですからニューロティピカルではないからといって、「正常ではない」と決めつけないことが非常に大事です。

そしてもうひとつ重要なのは、**自閉症は病気ではない**ということです。「症」と付いてはいますが、これは**脳の個性**に過ぎません。周囲とコミュニケーションをとることが苦手で、特定のことにこだわる傾向がある。そんな個性を持つ脳が自閉症なのです。

ですから、自閉症という診断は、お子さんを病気だと決めるものではなく、どんな理解や配慮が必要かを知る手がかりを得るためのものだと考えてください。

事実、その個性を周囲がしっかり理解し、配慮をしつつ、伸ばしてあげることで、多くのそうしたお子さんが生き生きと成長し、社会で活躍しています。

自閉症の子どもたちの持つ個性はさまざまです。よく知られているのが、ある特定の課題に対して素晴らしい能力を発揮する**「サヴァン症候群」**でしょう。

彼ら彼女らは、見たものや聞いたもの、読んだものなどを細部まで正確に記憶する能力を発揮することがあります。例えば一度聴いただけでメロディを覚え、正確にピアノで弾くことができたり、見たものを一瞬で丸ごと覚えられるといった事例があります。

このような才能が開花するためには、やはり周囲の大人たちの理解と手助けが必要です。


お子さんたち一人ひとりの個性を理解し、受け止め、長所を伸ばしていく。

これは、どんな子を持つ親にとってもいちばん大切な教育の基本なのだと思います。

自閉症の子どもだからといって、特別ではありません。そう考えれば、お子さんに対し、どう接すればいいかおのずとおわかりいただけるのではないでしょうか。

Q5

自分のことがどうしても好きになれません。

A

こうした悩みを抱える人はとても多いようです。

私たち人間は、幼いときには自分という存在しか見えていませんが、成長するに従って、他人の存在を認識するようになります。すると、他人と自分との関係性、他人から見た自分の評価といったものが生まれ、いわゆる**「社会性」**が獲得されていくのです。

ところがその過程で、自分に対して否定的な評価をしてしまうケースがあります。自分を嫌ってしまうのです。

この傾向がとくに顕著なのは、思春期でしょう。この時期は、自分の容姿が気になったり、学習能力や運動能力に疑問を持ったり、自分には魅力がないのではと考えてしまいがちです。他人からの評価に必要以上に敏感になり、自信を失ってしまうことも少なくありません。

では、自分を否定しないためにはどうすればいいのでしょう？

自分の個性を丸ごと受け入れれば良いのです。

「はじめに」でも述べたように、個性はもともと欠点と長所の両方で成り立っています。どちらかだけが１００％ということは決してありませんし、どちらかだけを切り離すこともできません。まず、次の2点を確認し、意識しましょう（メタ認知）。

自分には、欠点と長所の両方が混在している。

欠点と長所は一体となっていて、切り離すことはできない。

個性とは、そういうものなのです。これは、自分の個性を丸ごと受け入れるということでもあります。そうすることで、自分を否定する感情が消え、好きになれるようになるはずです。これは、自分という存在を確立していくことでもあります。

科学的に見ても、「個性」に優劣はありません。社会や学校で認められやすい個性、わかりやすい個性、そうではない個性といった違いがあるだけです。私たち一人ひとりの個性は、どれもが正解だといえるでしょう。

「みんなちがって、みんないい」という金子みすゞさんの詩が、真実なのです。

そう考えると、「自分が自分である」ということは、とてもすごいことだと思えてきませんか?

あなたも、自分は自分であるという個性を受け入れ、ぜひ自分のことを好きになってください。

「自分の個性を受け入れること」そして**「自分という存在を好きになること」**は脳科学から見ても、人生最大の課題なのです。

Q6

自分に自信が持てません。どうしたらいいでしょうか。

A

どうしても自信が持てないという方に、ぜひお勧めしたい方法があります。

それは、**根拠のない自信を持つこと**です。

思い出して欲しいのですが、**小さな子どもは、みんな根拠のない自信を持っているものです。**何かをやろうとするとき、たとえそれが生まれて初めてのチャレンジであったとしても「自分にはできる」と固く信じています。

何の根拠もないのに、自信だけは満々。ですから当然失敗することもありますが「あれ？　なぜだろう」と不思議そうな顔で、また同じことを繰り返したりする。見ている大人たちが、ハラハラすることも少なくありません。

しかし、子どもは根拠のない自信があるからこそ成長できるのです。

考えてみてください。生まれたての赤ん坊は何もできません。歩く、話す、跳ぶ、走る、投げるといったあらゆることが初体験です。そこから挑戦し、何度も失敗を繰り返しながら、学び、習得していきます。そのとき、もし根拠のない自信を持たなかったら、いろんなことに挑戦することができなくなってしまいます。

これは脳が発達していくうえで、非常に重要なポイントなのです。


もちろん、根拠のない自信を持つだけで万事ＯＫとはいきません。

「茂木さん、俺ビッグになりますから、見ててくださいよ」

こんなふうに声をかけてくる若者を、これまで何人も見てきました。ところが残念なことに、実際にビッグになったという例はまだひとりもありません。

おそらく彼らは「ビッグになれる」という根拠のない自信は持ってはいるものの、そこに至るための努力をしていないのでしょう。本当にビッグになろうと思うのなら、何度もチャレンジを繰り返し、死に物狂いの努力をしなくてはなりません。そうすることで人間は発達し、成長していくことができるのです。

ですから、**まず根拠のない自信を持つこと、次にその根拠を裏づけるような努力を続けること**。これが自信を回復し、より良い人生を生きる方法です。根拠を後まわしにするのがポイントです。

もうひとつ注意しておきたいのは、**他人との比較**です。

自分と他人を比較することは、自信を失う大きな原因となります。例えば、受験の模試で出た偏差値にショックを受けるといった場合です。

しかし、そんなときでもQ５と同じように、自分自身の個性を受け入れることによって、根拠のない自信を持つことができます。

長所も欠点も含めた自分という個性を受け入れて、**「心の安全基地」**にすることができれば、**不安や恐れに直面して自信を失いかけても、この避難場所で休み、心のエネルギーを補給し、受けた傷を回復させられます。**そしてまた、根拠のない自信を持つところから始め、再び挑戦することができるのです。

大人は、子どもたちの心の安全基地になってあげてください。彼らが挑戦し続けられるように大切に見守ることで、子どもたちの脳は発達していきます。

Q7

ギャンブルにハマってしまいました。どうしたらやめられますか。

A

パチンコや競馬、競輪などのギャンブルをほどほどに楽しむのは悪いことではないと思います。しかし、いわゆる依存症になり、生活に支障が出たり、周囲に迷惑をかけてしまうことがあるのも事実です。

カジノ法案が成立し、日本にもカジノを作ることが可能な状況になったので、ギャンブル依存症の問題は、社会的にも非常に注目されています。

ギャンブルの魅力というのは、その**不確実性**にあります。どれだけ真剣に予想しても、技術を磨いても、あらゆる賭け事は当たるか当たらないか最後までわからないものです。だからこそ、当たったときに精神が昂揚《こうよう》し、喜びを感じます。

当たった瞬間、**脳内では、報酬系の物質であるドーパミンが分泌されます。ドーパミンは幸福感や意欲を高めるホルモンです。**これが何度も繰り返され、ドーパミンを分泌する前頭葉を中心とする神経回路網が強化された状態が、いわゆるハマっている状態です。つまり脳自体が昂揚感を求め、ギャンブルをしたいと欲しているわけです。だから、際限なくやってしまうのです。

しかし、冷静に考えると、ギャンブルで幸福を感じる時間はほんの一瞬に過ぎません。一時的に儲かったとしても、賭け続けていれば、最終的には必ず何パーセントかは損をします。ルール自体がそう設計されているので、儲かるのは胴元だけです。ですから論理的にはギャンブルは一切やらないほうがいい。だから多くの人はほどほどのところで楽しんだり、ハマらないように注意しているのです。

ここで少し視野を広げてみましょう。

人生にはある種のギャンブル的な要素があります。

例えば入学試験、恋愛、起業、上司に任されたプロジェクト、いずれも成功するかどうかは最後までわかりません。本を出しても売れるかどうかは未知数です。人生はギャンブルと同じように不確実性に満ちています。

でも、人生とギャンブルではルールが違います。**ギャンブルは必ず損をするようにできていますが、人生は一生懸命努力することで、上手くいく確率を高めることができるのです。**それだけではありません。成功したときには個人としても大きな喜びや報酬が得られるし、その内容によっては周囲からの賞賛や、社会の発展に寄与する喜びも手にできるでしょう。

つまり、結論としては、不確実性の高いものに挑戦する喜びを得たいのならば、ギャンブルよりも勉強や仕事や恋愛といった社会的に意義のある行動にエネルギーを注いだほうがずっといいといえます。

ギャンブル依存から脱したいのでしたら、まずこの理屈を理解してください。

次のステップは、これからの人生で実現したい夢や目標について考えてみることです。実現が困難で、リスクの多いものであっても構いません。人生におけるチャレンジは、ギャンブルとは違い、努力によって成功確率を確実に高めることができるからです。**大切なのは行動し、習慣として定着させていくことです。**

こうしてギャンブルに注いでいたエネルギーを、人生をより豊かにする方向に振り向けていけば、行動パターンも次第に変化していくと思います。

Q8

過去の経験がトラウマになって前向きになれません。アドバイスをください。

A

トラウマとは、外部から受けた大きなショックや恐怖が原因で生まれる**心の傷**のことです。日本語では**精神的外傷**、**心的外傷**と訳されます。

心という見えないものに傷がつくのは、脳の働きによるものです。

暴力や事故、災害、あるいはイジメ、パワハラなどで身の危険に直面すると、脳のなかにある**扁桃体**が強く活動します。**扁桃体は情動（急激な感情の動き）の学習と記憶の調節を担う神経細胞の集まり**ですから、あまりにも激しい恐怖を体験すると、その記憶が強化されることがあるのです。これがトラウマです。

過去のトラウマを前触れもなく鮮明に思い出す現象を**「フラッシュバック」**といい、これによって著しい苦痛を感じ続ける症状が**「PTSD」（心的外傷ストレス障害）**です。大事故や災害を経験した場合も、ＰＴＳＤに苦しめられることが少なくありません。


では、どうしたらトラウマを乗り越えられるのでしょうか。

まず、覚えておくべきなのは、**トラウマは抑圧しようとするとかえって逆効果になることがある**という点です。

トラウマの元となる記憶は身の危険にまつわるものですから、本来なら忘れてしまいたいものです。それなのに繰り返し思い出してしまうから苦しい。そこで「思い出すまい」「忘れよう」とすると、それがかえって逆に作用し、リバウンドのようにトラウマが戻ってしまう場合が少なくないのです。

では、どうしたらトラウマというものを乗り越えられるかですが、ひとつには、**できるだけポジティブな回路を脳のなかにつくっていくこと**が必要になります。

過去ではなく、今日のこと、明日のこと、未来のことに意識を向け、自分が喜びや意義を感じられる行動を増やしていくのです。そうすることで、脳内にポジティブな回路をつくることができます。**いったんトラウマとして構築された脳のネガティブな回路はすぐには消えませんが、ポジティブな回路をバイパス（迂回路）としてつかうようにするのです。**

トラウマを何度も思い出してしまうのは、何かを考えるときに脳がネガティブな回路を通り、トラウマと結びついてしまう状態だといえます。ですから、それを回避できるポジティブなルートを確保し、なるべくそちらを通るように心がけるというわけです。

これを続けていけば、次第にトラウマは消えていきます。

また、トラウマ治療で近年注目を集めているのが**「プロロングド・エクスポージャー法」**です。ある程度トラウマの経験に向き合える心構えができてから試みるべき方法ですが、参考までに少し紹介しておきましょう。

プロロングド・エクスポージャーでは、その体験がなぜトラウマになっているのかを考えます。その体験で何を感じたのか、自分の人生においてそれはどういう意味を持っていたのか、自分はその体験をどう乗り越えたのか、そのとき誰がどのように助けてくれたのか。これらを時間をかけ、しっかり振り返ることで、トラウマを乗り越えようとするものです。

プロロングド・エクスポージャー法の治療が進むと、トラウマの元となる体験が客観視できるようになり、思い出しても心があまり揺さぶられないようになります。そして、トラウマを乗り越えることで自分は成長したかもしれない、その経験から学ぶことがあったかもしれない、と考えることもできるようになるのです。

いずれにしても、**トラウマの原因となった経験を無理に抑圧しようとするのはやめましょう**。まずは脳内にポジティブな回路をつくり、迂回路を通りながら、トラウマの症状を和らげるように心がけてください。

そしてもし心の余裕が出てきたら、ぜひプロロングド・エクスポージャーを取り入れていただきたいと思います。

Q9

他人とのコミュニケーションが苦手で、苦労しています。自立できるでしょうか。

A

コミュニケーションが苦手と感じている人は多いようです。**「コミュ力」**（コミュニケーション能力）という言葉がよく聞かれる昨今では、とくに悩みのタネになりやすいのでしょう。

また、自閉症や自閉傾向のある方は、一般的に、感情の共感を通して相手の心を読み取ることが苦手だといわれています。Q4で紹介したようにこれは脳の個性ですから、基本的にはありのままに生きるのがいいと思います。とはいえ、他人とまったく関わらずに生活するのは不可能ですから、いろいろと生きづらさを感じることも事実でしょう。
私がオススメするのは**コミュニケーションのルール化**です。

コミュニケーションが得意でないという人の多くは、感情を読み取ったり、伝えたり、共感したりすることが不得手です。気持ちを「察する」ことや「臨機応変に対応する」ことが苦手なのだといえるでしょう。ですから苦手分野でがんばることをいったんやめ、すべてを論理で考え、ルールのように記憶して対応するのです。

○○といわれたときは、相手は怒っているから、すぐに謝る。
△△な表情をされたときは、相手は考えているから、黙って待つ。

といった調子で、コミュニケーションがギクシャクしたときの出来事を論理的に考え、対応法をルール化して覚えておくわけです。いくつかのジャンルごとに分類して覚えるのが有効で、例えば、怒っている人物や原因ごとに対応法を決めておくということもできます。

これは自閉症支援をしている方々が実際におこなっている方法で、これだけでコミュニケーション能力がかなり向上し、安定したやりとりが可能になって、かなり難しい場面も切り抜けられるようになることが知られています。このコミュニケーションのルール化は、自閉傾向がない方にも、役立つと思います。


この方法は、**メタ認知**の一種でもあります。

コミュニケーションを論理的なルールとして客観的に捉えることで、苦手意識を持つことなく、人と接することができるようになるわけです。安定したやりとりを続けていくうちに、自然にコミュ力が付いてしまうこともあるでしょう。


パートナーやチームをつくるという方法もあります。

自分ひとりで切り抜けようとせず、自分のことを理解し、苦手なコミュニケーションを補ってくれるような人を見つけ、2人または複数でチームを組むのです。これは仕事をしていくような場合にとくに有効な方法でしょう。

自閉傾向があり、得意な分野、能力を持っている人のなかには、そこからできた人間関係を生かし、こうしたチームをつくっているケースがよく見られます。本人はコミュニケーションが苦手なままでも、それをパートナーが補えるような体制ができているのです。


いずれにしても、**自分の適性に応じて、できるところを伸ばしたり、できないところは補ってもらうという考え方が大切です。**

そのためにも、まずは、自分の個性を冷静に見つめ、しっかりと受け入れることが欠かせません。自分の個性はかけがえのないものであると思えれば、毎日を前向きに、自立して、生きていくことができるはずです。

Q10

男女の別なく、人から好かれる人間になるにはどうすればいいですか。

A

人が誰かを好きになるときに障壁となるのは、**警戒心**です。

誰だって、よく知らない人は怖いものでしょう。どういう人なのだろう。何の用があるのだろう。最初は誰でも警戒します。それを乗り越えることで、徐々に距離が縮まり、好意を抱くこともあるのです。

警戒心を乗り越え、人に好かれやすくするシンプルな方法があります。

それは、**接触回数を増やす、**というものです。

人間は、ある刺激に接する回数、時間が増えるほど、その刺激に対する好感度が増すという性質を持っています。心理学で**「単純接触効果」**と呼ばれるものです。

単純接触効果は非常に強力ですから、男女を問わず作用します。また、接触する理由や経緯も、ほとんど関係ありません。

こんなことがありました。X県の知事が事件を起こし、ネガティブなニュースが連日テレビで放映されたのです。その半年後に知事がX県のある町を訪れたとき、ひとりのおばあちゃんが「ああ、知事さん！　お顔は知っています」とニコニコ話しかけてきたそうです。でもおばあちゃんは、なぜ自分が知事の顔を知っているのかはわからない、といいました。事件のことはすっかり忘れ、テレビで顔だけは見覚えている当人に好意を抱いている様子だったのです。あらためて、単純接触効果の不思議さに驚きました。

テレビにたくさん出たがる政治家がいるのも、この効果を知っているからです。主張やコメントは関係なく、私たちはただ何度も顔を見ているうちに好感を持ってしまうものなのです。

ですから、人から好かれるようになるには、とにかくターゲットの人物にたくさん会うようにするのが有効です。単純接触効果によって好感度が増すだけにとどまらず、自分の人柄も徐々に相手に伝わっていくでしょう。

また、**初対面で自分のダメなところを見せる**というテクニックも効果的です。どんな人にも弱点はありますが、たいていは隠そうとします。そこをあえて先にさらけ出すことで、素早く相手の警戒心を解くことができるのです。

「意外な一面」という表現があるように、スゴイと思っていた人のちょっとマヌケなエピソードを知るだけで「憎めない人だな」と好感を持った経験はないでしょうか。これは、弱点が警戒心を解くきっかけになる一例です。

そしてまたこれは、男女の恋愛にも当てはまります。

好きという感情は、相手の良いところに惹かれるところから始まりますが、それがさらに高まり、強い愛情となるのは、相手の欠点を受け入れたときではないでしょうか。

必ずしも、初対面でなくとも構いません。自分の欠点やダメなところをさらけ出せるような大らかさを出すことも、人に好かれるポイントになるかと思います。

Q11

周囲の人から頭が良いと思われるには何が必要ですか。

A

これは学生さんや若い方から受けることの多い質問です。「頭が良いと思われたい」という望みを持つ人はかなりたくさんいるようです。

しかし**結局のところ頭の良さとは、その人の普段からの内面的な思考の積み重ね次第です**。つまりいくらその場だけで見せかけをしても、必ずバレるということです。

最悪なのは、頭が良いと思われたくて、知ったかぶりをしたり、知らないことをごまかしたりすることです。それが発覚するととても恥ずかしい思いをしますし、脳が成長する機会を失うことにもつながります。

まわりの人から頭が良いと思われるためには、普段から頭をつかう訓練をするしかないのです。

そしてまた、自分が知らないことに対して正直であるのも大切なことだと思います。

「なんだ、こんなことも知らないのか」といわれるのが嫌だ、という理由でしたら、それは間違いです。

なぜなら、**本当に頭が良い人ほど「自分はモノを知らない」と思っているものだからです。**彼らは、世の中にはさまざまな知識や知恵が溢れており、自分が知っているのはそのほんの一部に過ぎないことを理解しています。

ですから真に頭の良い人は「知らない」「わからない」と素直に認めますし、他人に質問することも厭《いと》いません。ときには「そんなことも知らないの？」といわれて恥ずかしい思いをする場合もあるかもしれませんが、そんな一瞬の評価よりも、**新しいことを**

知り、脳が成長するメリットを優先します。まさに、聞くは一時の恥、なのです。

ですから、まず、**人前で自分を取り繕わないこと、知らないことは素直に「知らない」と認め、人に教えてもらうこと。**これが、頭が良いと思われるために必要な第一歩なのだと思います。

Q12

彼女から愛されるより、尊敬されたいのです。

A

愛されてはいるけど、尊敬されていない。そう感じているから、愛と尊敬の両方が欲しいということですね。少し贅沢にも聞こえますが、その気持ちはわかります。

まず、愛情について考えてみましょう。

Q10でも触れましたが「愛される」とは、自分の欠点やダメなところを相手がきちんと受け入れてくれている状態です。一般的にはもっとも安定した人間関係だと思います。

しかし、愛されている側としては、それでは満足できないことがあります。それは、自分の長所や頑張っている姿も認めて欲しいという気持ちがあるからです。これが、尊敬されたい、という気持ちになるのでしょう。

では尊敬されるにはどうしたらいいのでしょう。

自分がもっと社会的な地位の高い人だったら良かったのでしょうか。私はそうは思いません。**人間は、相手の「状態」ではなく、定めた目標に一心に向かう懸命な「姿勢」に共感し、本能的に応援しようとする気持ちを抱くものだからです。**

ですから、尊敬されたいのなら、現在よりも明日は良い自分に変わろうと努力する姿勢を見せることが大事です。

つまり、**現在の自分がダメでも構わないのです。**すでに愛されているあなたは、欠点まで受け入れてもらっていますから、現状を気に病む必要はまったくありません。ここから目標に向かって努力を始めればいいのです。

もちろん見せかけのフリではなく、実際に努力をしなくてはいけませんし、可能な限りの成果も出さなくてはいけません。その姿勢と、変化率が彼女の心に尊敬の念を生み出します。

これは決して難しいことではありません。目標に向かって努力をし、困難を克服すると、脳内では報酬系のドーパミンが分泌されます。**ドーパミンが出ると、その直前にした行動を繰り返したくなる**ことが研究で明らかになっていますから、努力はあなた自身の喜びにもなるはずです。そしてその喜びは周囲にも伝わります。

もうひとつ大切なことがあります。

それは、**彼女から尊敬される前に、自分で自分自身を尊敬できるようになることです。**

いわゆる自尊心や誇り、プライドを持つのです。

まだ結果は出ていなくとも、がんばっているという自負や、精一杯の努力をしているという矜持を持つべきです。その前提がなければ、他人から尊敬を受けることはないと思います。

Q13

お酒を毎晩飲んでいると、バカになりますか。

A

アルコール類を過度に摂取すると身体だけでなく、脳も害されるというのは事実です。

とはいえ、適量であればむしろ健康に良い効果もあるといわれていますし、脳から見ても、リラックスし、**脱抑制**（Q30参照）できるメリットもあります。そしてまた、コミュニケーションを円滑にするという効果もあります。お酒を一緒に飲むことで親しみが増し、絆が深まる効果があることは、多くの大人が体感していることだと思います。

お酒を飲みながら語り合うというコミュニケーションは、サルが毛づくろいをし合うのとよく似ています。人間ほど言葉が発達していないサルは、互いに毛づくろいをすることで、コミュニケーションをとり、お互いの団結心や絆を深めているわけです。

オックスフォード大学のロビン・ダンバー教授は、サルの毛づくろいと、人間の社会的グループの構成人数に関する論文を発表しています。サルが毛づくろいできる群れの頭数は脳（大脳新皮質）の容積と相関し、換算すると、**人間はだいたい１５０人くらいの人と毛づくろいができる**といいます。これは**「ダンバー数」**と呼ばれ、親しくつき合える（毛づくろいできる）友だちの上限だと捉える人もあるようです。

またこの研究を参考に、組織規模の上限を１５０人までとし、それ以上になったら部門を分けたり、分社化するという企業もあります。

お酒は、人間同士が言葉の毛づくろいをするためのツールだと考えれば、そのメリットもかなり大きいといえるのではないでしょうか。

さて、「適量のお酒」とはどのくらいの量なのでしょう。

アルコール中毒になるほど大量に飲み続けるのはもちろん論外です。そこまでいかなくても、他人を傷つけるような発言をするほど酔ってしまうのも、デメリットのほうが大きいですから、避けるべきだと思います。

脳科学的な見地からは、記憶を失うほど飲むのは良くないというのがひとつの目安になるでしょう。

酔って記憶をなくすのは、脳内の海馬、側頭連合野といった記憶を司る回路がアルコールの作用で一時的に機能低下したからです。これを日常的に繰り返してしまうと、認知症になる確率が上がると考えられています。

ですから、記憶をなくすほど飲む前に「このくらいでやめておこう」と抑制することが、脳にとってもいちばん良いと思います。

Q14

他人を上手に説得する方法はありますか。

A

誰かを説得するという場面は、大きく2つのケースに分けられます。

1つは、新しい情報を理解したり、納得してもらうための説得です。

人間の脳には**免疫機構**のようなものが備わっています。**自分の知らないこと、新しいものは、基本的に拒絶する働きがあるのです。**とくに、それまでの自分の価値観にそぐわないものを受け入れるのは、かなりハードルの高い作業です。この説得には、時間がかかります。

そして、できるだけ論理的に説明することも大切でしょう。

相手が直感的に感じている、未知なものへの「嫌だ」「違う」という拒絶感を、論理的な正しさやメリットで和らげるわけです。

しかし、論理的な説得には弱点もあります。

ロジックでは納得しても、「やっぱり嫌だ」とあとになって感情がぶり返すことがあるからです。人間の価値観は強固ですから、感情の部分でも納得できないと変えることは難しいといえるでしょう。

だからこそ、時間をかけ、粘り強く説得することが必須なのです。

あくまでもそれが基本なのですが、それだけでは納得してもらえない場合のテクニックとして、**相手の好奇心に働きかけるという方法**もあります。

これは、こちらの説得に応じてもらうのではなく、その人が自発的にその新しい情報を学び、取り入れたかのようなカタチにするというものです。ある種の錯覚なのですが、同じ内容であっても**「説得された」**のではなく**「自分で取り入れた」**というアプローチであれば、心理的な抵抗感はかなり小さくなるものです。

もう１つのケースは、**相手が無意識のうちに求めていることに気づいてもらうための説得**です。

人間は、自分が本当に欲していること、感じていることを自覚できていないことがよくあります。セールスの分野でいう**潜在ニーズ**（顧客が気づいていないニーズ）もその一例でしょう。そんな相手に「気づき」をもたらす手助けをするのも、説得の一種です。

例えば、あなたが誰かに新しいプロジェクトを提案したとしましょう。相手がその提案について本心ではどう感じているか、何を求めているのかを知ることは、双方にとってメリットのあることです。ここですべきなのは聞き役に徹することでしょう。じっと耳を傾け、相手が無意識のうちに持っている願望に気づいてもらい、それを対話のなかで言葉にする。これもまた説得だということが、おわかりいただけるでしょうか。

このケースの説得で提示するのは、こちらの要求ではなく、相手が無意識のうちに求めていることです。こちらは、相手の話を引き出し、欲していたものに気づかせるための触媒になれば良いのです。

説得というより、ただ気づきを助けるだけというアプローチです。一度気づいてくれれば、相手はそれが自分の欲していたものとして、はっきりと認識できます。

世界中で1500万部以上のベストセラーとなった『人を動かす』の著者デール・カーネギーはその著作のなかで、セールスマンが成功する秘訣のひとつとして「相手の話を聞くこと」を挙げ、こんなエピソードを紹介しています。

自社商品の売り込みに行ったあるセールスマンは、ずっと先方の社長が楽しそうに釣りの話をするのを聞いていました。やがて話を終えた社長は「いやぁ、キミはずいぶん話し上手だね」といったそうです。

セールスマンはずっと社長の話を聞いていただけなのですが、相手はまるで自分が楽しい話を聞いていたかのように認識したというわけです。

説得の秘訣は、相手の話をうまく引き出すところだと思います。

ただ一方通行的にこちらの意見を伝えるのではなく、ときに聞き役になって相手の話をうまく引き出すことが重要です。

第2章

脳の働かせ方

Q15

朝起きてすぐに脳を活動的にする方法を教えてください。

A

私が取り入れている方法をいくつかご紹介しましょう。

まず、朝の目覚めを促すために、**脳に報酬、つまりご褒美を用意します。**

私の場合は**コーヒー**と**チョコレート**です。机に必ずチョコレートを置くようにして、毎朝コーヒーを飲みながら食べる習慣をつくっています。大好きなものを口にすると、脳では神経伝達物質であるドーパミンが出ます。ドーパミンがやる気や集中力、生産性を上げてくれるというわけです。

それだけではなく、ドーパミンが分泌されると**「朝起きてすぐに行動すると良いことがある」**という神経回路網が強化される効果もあるのです。これを**「強化学習」**と呼びます。

ご褒美は、脳にとって嬉しいことならなんでも構いません。例えばメールやＬＩＮＥに楽しい誘いが来ているだけでもドーパミンは出ます。大好きな人とコミュニケーションをとるといった**社会的報酬**も、脳を活性化させるのです。

太陽の光を浴びるのも効果的です。

脳には太陽の光を受けると、目覚めのスイッチをＯＮにする回路があります。もし寝室に朝日が差し込みづらい環境でしたら、起きたらまずカーテンを開ける習慣をつくるといいでしょう。

私は、天気が良い朝は散歩を兼ね、近くのコンビニまで出かけることがあります。その程度のちょっとした外出でも、脳のスイッチを入れることができるからです。

出社前など早朝の時間帯に趣味や勉強の時間を持とうという**「朝活」**が数年前からブームになっていますが、これは脳にとってもオススメです。**なぜなら朝起きてからの2時間は、脳にとってのゴールデンタイムだからです。**

次のQ16で詳しく説明していますが、睡眠中の脳内では記憶のシステムが整理されます。そのため、しっかり眠ると、非常にスッキリした状態になるのです。

この時間帯に物事に集中して取り組んだり、創造的なことをすると、能率も成果も上がりやすいはずです。

朝は、比較的アポイントメントが入りにくい時間帯でもあります。自由につかえる時間を有意義に活かすためにも、目覚めたら素早く脳のスイッチを入れる習慣をぜひ身につけてください。

Q16

朝が脳の活動にとって良い時間だというのは本当ですか。

A

はい、本当です。

前述のとおり私たちが眠っている間、脳は、前日に経験した記憶を整理することがわかっています。この働きがとくに活発になるのは**レム睡眠**のときです。レム睡眠のＲＥＭは rapid eye movement の頭文字。眼球が激しく動いているところから名づけられました。眠っているにも関わらず、脳波が覚醒時のような型を示すのが特徴で、夢を見るのはおもにこのレム睡眠のときだと考えられています。ちなみに、夢は、過去１週間くらいに経験した出来事がバラバラになって、再編集されたものだとする研究もあります。

レム睡眠の反対は**ノンレム睡眠**です。眼球は動かず、いわゆるぐっすり寝ている状態です。

朝起きた直後は、前日までの脳内の記憶の編集、整理がされて、非常にスッキリとした状態になっているわけです。ですから、Q15でもお答えしたように、この時間は**新しい情報を入れるのに最適**で、また、**ひらめきや発想力の冴える時間帯**ともいえます。

また、精神面から見ても、朝は良い時間だといえます。**寝ている間にある程度、記憶と同時に感情のもつれや乱れも整理されるからです。**眠る前に抱えていた不安やストレスが、目が覚めたら解消されていることがあるのはこのせいです。いわゆる「悪夢」も、じつは脳が、感情の歪みやストレスを解消している過程に見るものだと考えられています。

というわけで朝は、脳の活動にとって非常に良い時間帯なのです。

Q17

旅行することは脳に良いのでしょうか。

A

答えはＹＥＳです。

もともと人類はアフリカで誕生して以来、長い時間をかけ、ずっと移動してきました。そして、南アメリカ大陸の南端にまでたどり着いたのです。**移動することは、人間にとって一種の本能だといえるでしょう。**

アフリカのマサイ族は「自分たちは今も移動中だ」と認識していると聞いたことがあります。いま住んでいる場所は目的地ではなく、移動の途中にたまたま滞在しているだけだと捉えているのです。これはマサイ族の人生哲学なのでしょう。

現在のように人類の多くが同じ場所に定住するようになったのは、約1万年前に農耕を開始（約2万3000年前とする説もあります）してからに過ぎません。**人間の脳は、本来移動することを前提につくられているのだと思います。**

移動するとき、脳はどんなメリットを得るのでしょう？

いちばん大きいのは、新しいものとの出会いです。風景、事物、人、体験、いずれの場合でも、新しいものと触れ合えば、脳の中で好奇心の回路が活性化し、ドーパミンなどの多幸感を伴う神経伝達物質が大量に分泌されます。

脳の神経細胞に同じ刺激を何度も与えると、**1回目にとりわけ大きく反応する**ことが知られています。そして2回目、3回目と回数を重ねるごとに、次第に低下していくのです。つまり、刺激に慣れてしまうというわけです。

その点、**旅行は「初めて」の宝庫です**。見るもの、聞くもの、食べるもの。あらゆるものが、脳を大いに活性化してくれるといえるでしょう。

　また、脳の記憶を司る**海馬**には**「場所細胞」**といわれるものがあることもわかっています。これは、特定の場所を通過するときに活動する特殊な細胞で、未知のところへと移動することで活性化します。

　それだけではありません。

　旅行の計画を立てるときは、脳の前頭葉が活性化します。これから起こる出来事を予測し、どのような順番で予定をこなすかを決めるのは前頭葉の得意分野です。

　しかし、いくら緻密な計画を練っても、旅行にはアクシデントがつきものです。乗るはずだった電車が出なかったり、飛行機が遅れて予定が大幅に狂うことも起こります。

　旅行は、必然と偶然のあいだにある**「偶有性」**に身をさらすことだといえます。**脳は偶有性に対応する前提で設計されていますから**、旅行は、人間の脳本来の潜在能力を発揮するのにも非常に有効なのです。

　さらには、突然の出会いや偶然の幸運という**「セレンディピティ」**も脳を活性化してくれます。脳にとって、とても良い経験、良い習慣である旅行をぜひ楽しんでください。

Q18

脳に良い食べ物を教えてください。

A

脳は常に身体と連絡を取りあいながら働いていますから、**身体の健康に良い食べ物は脳にも良い**、というのがまず基本です。

そのうえで、脳と食べ物の関係に注目してみましょう。

脳が消費するエネルギー量は非常に多く、身体全体が必要とするエネルギーの約20%をつかいます。そのエネルギー源のほとんどは**ブドウ糖**。徹夜作業や長時間のミーティングなどで脳が疲れたときに、糖分を補給すると頭がスッキリするのはそのせいです。

コーヒーを飲むとスッキリするという方も多いでしょう。これはコーヒーに含まれる**カフェイン**が、脳の**アデノシン受容体**に働きかけ、覚醒作用を及ぼすからです。

もうひとつ見逃せないポイントがあります。

それは**美味しさと楽しさ**です。

美味しいと感じる食事、楽しいと感じる食事は、ドーパミンなど脳に報酬を与える神経伝達物質を分泌させてくれるため、食べ物を「味わう」という側面から考えれば、脳に良い食べ物だといえます。

さらに、誰かと一緒に楽しく食卓を囲むと、脳の**ミラーニューロン**が活性化することも知られています。これは他人とコミュニケーションをとることで、鏡（ミラー）のように反応する神経細胞です（Q49参照）。

美味しそうな盛りつけの工夫も、もちろん脳に良い刺激を与えます。

先に何らかの刺激を与えることで、あとから来る刺激の処理が促進されたり、抑制される**「プライミング効果」**というものが、脳科学の用語にあります。

先に「美しい盛り付け」という目からの刺激があることで、同じメニューでもまったく味わいが異なるのは、まさにこのプライミング効果そのものだといえるでしょう。

美しい盛りつけが美味しさを引き立てるのは、脳の反応プロセスから見ても明らかなのです。

健康的な栄養バランスを心がけ、きれいに盛りつけをし、楽しい人たちと食卓を囲むことが、脳に良い食べ物の摂り方だといえるでしょう。

Q19

どうすれば集中できるようになりますか。

A

集中力のトレーニング方法にはさまざまなものがありますが、そのなかからひとつ、**「ノイズがあるところで集中する」**という方法をオススメします。

林修先生の名コピーは「いつやるか？　今でしょ！」ですが、私の場合は**「どこでやるか？　居間でしょ！」**です。

自宅で仕事や勉強に取り組む場合、個室や書斎にこもるという人が多いかもしれません。居間はテレビがあったり、他の家族が出入りすることもある雑音の多い場所ですから、避けているという人もおられるでしょう。だからこそ、居間なのです。あえてノイズのなかで課題に取り組むのです。

人間の脳は、ノイズのあるところでも集中できる機能を備えています。

そもそも集中とは、さまざまな情報があるなかで、ある特定の要素にだけ注目し、それ以外を一時的に切り捨てるという行動です。ですからこの能力を鍛えるには、あえて余分な情報、つまりノイズの多い環境に身をおいたほうが良いといえます。ジムで持ち上げるバーベルの重さを増やすように、**集中力の負荷トレーニング**をするわけです。

居間で本当に集中できるのかと思われるかもしれませんが、脳科学的に見ると、**人間の前頭葉はどんな場所でも、瞬間的に集中できるように設計されています。**好きなことに集中しているあいだ、まわりのことはまったく気にならなかったという経験は誰にでもあるのではないでしょうか。無理ではないのです。

集中力を鍛えることは、実生活でとても役に立つと思います。

例えば、試験の本番が必ず集中しやすい環境になっているとは限りません。隣の受験生がうるさかったり、異様に暑かったり、集中力を妨げる要因は世の中にあふれているものです。しかし、前頭葉にある集中するための回路が強化されていれば、どんな状況でも対応できます。ですから、さまざまな邪魔が入るところで集中する習慣をつけておくことが望ましいのです。

この考え方を応用すると、あらゆる邪魔を集中力のトレーニングに利用することも可能です。

何かに集中しているとき、話しかけられたり、電話がかかってきたりすることがありますね。たいてい「邪魔だな」と感じたり、イライラしたりするものです。しかし、これを**「集中力を鍛えるチャンスだ」**と捉えて、すぐに元の集中状態に戻ることを心がけるのです。そうすることでイライラは収まりますし、どんな悪環境でも適応できる力を身につけることもできます。

「どこでやるか？　居間でしょ！」

うるさい居間で集中するトレーニング、ぜひ試してみてください。

Q20

どうしてもやる気が出ません。やる気が出る秘訣を教えてください。

A

私は「やる気」というものは、人間にとっての必需品ではないと思っています。**やる気というのは贅沢品なのだ、**と考えているのです。

「やる気が起きないからできない」という表現がありますが、私はこれは言い訳だと思っています。**大事なのはやるかやらないかであって、やる気の有無ではないのです。**

「やる気が起きないから」という人の多くは、「やる気」という架空の概念をつかうことで、行動を起こさない自分を正当化しているだけではないでしょうか。必要なのは

「やるべきことはやる」これだけです。

ですから、あなたも「やる気を出そう」とするのではなく、ただやればいいのです。目の前に与えられた課題を淡々と、コツコツとこなしていく。これを習慣化することで、人生はうまくいくようになります。

じつは、「やる気」というものは、もっと根本的なところで存在します。

それは、**感動から生まれる**のです。

誰かの作品を見て感動した。素晴らしさに心を動かされた。誰かの役に立てて嬉しかった。こうした強い感動は、人生に長く影響し、やる気を起こさせる要因となります。

例えば私の人生を方向づけたのは、小学校5年生のときに読んだアルベルト・アインシュタインの伝記です。とはいえ、そうした大きな感動は、人生の方向性を決めるなどには非常に有効ではありますが、日々の活動の場で何かをしなければいけないときの支え、つまりやる気のためには、必ずしも毎日必要というわけではありません。

繰り返しますが、やる気というのは、贅沢品だと思います。それより**「やる気がないことを言い訳にしないこと」**。これをまず心がけてはいかがでしょうか。

Q21

記憶力を良くするにはどうすればいいでしょう。

A

記憶力は、鍛えることができます。

私が**「鶴の恩返し勉強法」**と呼んでいる方法を紹介しましょう。

複数の感覚器官のインプットを総合して、強く記憶に残すやり方です。

例えば英文を覚えるとしましょう。

まず目で見ます。次に口に出して読みます。それから、自分が読んだ英文を耳で聴きます。さらに、その英文を書いてみます。**見る＝視覚、聞く＝聴覚、話す・書く＝運動**という三本の矢を束ねて、記憶力を高めるのです。

コツは身体全体を思い切りつかうこと。私が学生時代にこれを実践していたときには、なりふり構わず声を張り上げるようにしていました。他人から見られると大変みっともないので、「決して、なかを覗いてはいけません」と部屋にこもって機《はた》を織った鶴の民話になぞらえて、こう名づけました。記憶力を高めるうえで非常にいい勉強法です。

また**記憶力は、感情と深く結びついていることもわかっています。**

意外に思われるかもしれませんが、**記憶の中枢である海馬は、感情の中枢である扁桃体と非常に深い関係があるのです。**脳の仕組みから見ると、喜怒哀楽の感情を豊かにすることは、記憶力を高めるうえでとても重要だといえます。

ですから、喜びや悲しみ、怒りといった感情の豊かな日々を送ることでも、記憶力を高めることができます。

ぜひ、感情豊かな日々を過ごしていただきたいなと思います。

Q22
脳にとって適正な睡眠時間は、どれくらいでしょうか。

A

適正な睡眠時間にはかなり個人差があることがわかっています。ここではおおまかな目安と考え方についてお答えしましょう。

よく知られているように、睡眠は約90分が1サイクルになっています。浅い眠り（レム催眠）から深い眠り（ノンレム催眠）に移行し、また浅い眠りに戻ってくるまでがだいたい90分くらいとされているのです。

私たちが眠っているとき、脳はこの90分サイクルを何回も繰り返しています。起床するタイミングとしてもっとも良いのは、浅い眠りのタイミングで自然に目覚めることです。深い眠りに入っているときに起きるよりも、スッキリし、頭も働きやすい状態になっています。ですから、**睡眠時間は90分の倍数になっているのが良い**といえるでしょう。

ここから平均的な成人の睡眠時間の目安を考えると、例えば90分×４＝３６０分で６時間、あるいは90分×５＝４５０分で７時間半あたりでしょうか。だいたい６時間から８時間くらいの睡眠をとれば、十分ではないかと思います。

最近は睡眠サイクルを計測し、眠りの浅い時間（レム催眠）時にアラームが鳴るように調整してくれる目覚し時計もありますが、理想はアラームなしで自然に目覚めることだと思います。

そのために私が実践しているのは、**仕事やアポイントメントに間に合うギリギリに目覚まし時計をセットする方法**です。準備する余裕はあえて考えません。「これ以上寝ていると絶対にマズイ」という時間にアラームが鳴るようにしておき、その前に自然に目を覚ます習慣をつくるわけです。これで、目覚めがスッキリします。

「パワーナップ」と呼ばれる短時間睡眠法を試すのもいいでしょう。これは日中の時間帯に20分前後の仮眠をとるもので、深い眠りに入る前に起きるのがポイントです。横になることができない場合は、目を閉じてちょっとウトウトするだけでも良いでしょう。これでも、脳の疲れはかなりとれます。

パソコンのスリープモードとは異なり、**仮眠から目覚めたときの脳は、眠る前とは別のウインドウが開きます。**眠ると考え方や気分が変わるのはそのせいです。

Q16で解説したように、睡眠中の脳では、記憶の整理がおこなわれます。仮眠であってもそれは同じです。ですから、起きたときには、眠る前より活動がしやすい状態になるわけです。

Q23

ひらめきを良くする方法はありますか。

A

あります。

ひらめいたり、斬新なアイデアを思いつくというのは特殊な才能のように思われがちですが、じつは違います。ひらめきは、人間の脳にもともと備わっている能力なのです。最近の研究で、脳には**「ひらめきの回路」**と呼べるものがあるらしいことがわかってきました。

私たちの脳には、側頭連合野と前頭葉を結びつける神経細胞のネットワークがあります。通常はここを通じて、側頭連合野の記憶が呼び出され、思考の手がかりになるわけです。このネットワークには**バイパス**（迂回路）のようなものあり、それが、ひらめきの回路ではないかと考えられているのです。

このひ**らめきの回路は、繰り返しつかうことで鍛えられる**という研究結果も報告されています。残念ながら、ひらめきの内容をコントロールすることはできないのですが、強化することで歩留まりは良くなる。つまり、ひらめくことが多くなるわけです。

過去に数々のヒット作を出した超アイデアマンで知られる人も、これを実践しておられました。新入社員にも、毎日大量のアイデアを出させるトレーニングを課しているそうです。最初はもちろん少しずつしか出せませんが、短時間で数多く出そうと搾《しぼ》り出す訓練を重ねるうちに、誰もがポンポンとひらめくようになると聞きました。

ひらめきを引き出すためには、ずっと考え続けるのはむしろ非効率で、**集中して考え、その後リラックスするのを繰り返すのがコツ**だと思います。腕立て伏せや腹筋で身体を鍛えるのと同じ感覚で、ひらめきの回路もぜひ鍛えてみてください。

Q24

私は頭が悪いのですが、どうしたら良くなるでしょうか。

A

これも非常によく受ける相談です。

「頭が良い」「頭が悪い」と私たちは日常的に口にしていますが、これに明確な定義はありません。そもそも人間の脳はつかい方次第で目覚ましい進化をしますから、生まれつきどうしようもない頭の悪さなどというものはないのです。

勉強が不得意だとか、学習効率が低いというのも現時点での個性に過ぎません。全知全能の完璧な人間はいません。それぞれ個性があり、得意なこともあれば不得意なこともあるのが人間なのです。

ですから、学校や試験で一度や二度くらいの失敗で「頭が悪い」なんて劣等感を持つ必要はまったくありません。

いちばん良くないのは、劣等感を抱えて「どうせ自分は何をやってもダメだ」とあきらめてしまうことです。つかうのをやめてしまえば、脳も進化しません。意欲を持って人生を積極的に過ごしていけば、必ず脳の働きも好転していきます。

それでも「自分は頭が悪い」という思いから逃れられない方には、何をするべきかをお答えしましょう。

それは、**自分が「ダメだ」と思う部分を少しでも改善していくことです。**

一気に変わる必要はありません。ほんの少しでいいのです。人間は自分が苦手だったことが少しでもできるようになると、とても嬉しい気持ちになります。すると、脳内では報酬系の神経伝達物質であるドーパミンが出ます。これが意欲を高め、脳の働きも活性化させてくれるのです。

人間は、もともと得意だったことができてもそれほど嬉しさを感じません。むしろ、苦手だったこと、できなかったことが、ちょっとでもできるほうが喜びが大きいのです。例えば生まれて初めてギターを手にし、３、４つくらいのコードの押さえ方を覚えて１曲演奏できたときの感動は、その後さらに上達したときの喜びよりも強いものでしょう。**最初の一歩ほど、脳は多くのドーパミンを放出する性質があるのです。**

ですから、自分が足りない部分をぜひ改善してみてください。

現在位置はどこでもいいのです。もしマイナス10のところにいると感じているのなら、マイナス９に上げる。いきなりプラスにしようとする必要はありません。

ポイントは、少しでも良くなるための努力をすること。すると一段階良くなったときの喜びが脳を刺激し、努力を続けやすい状態に導いてくれるはずです。

ですから、まず、自分が劣っていると思う部分、足りないと思う点を素直に見つめてください。それはあなたの現時点での個性です。そして、それを少しでも良くしようという努力を心がけましょう。一歩ずつでOKです。

そもそも「私には不得意なことがある」と思っているということ自体が、脳が進化に向け、すでに最初の一歩を踏み出している証拠ともいえます。

これは脳の高次な機能である**「メタ認知」**そのものです。自分の状態を客観的に捉え、至らない部分があると認識できているわけです。そういう人のほうが、まだ気づいていない人よりもよりも一段階進んでいるといえるでしょう。

このことをぜひ理解してください。

劣等感を抱く必要はまったくありませんよ。

第3章

脳と勉強法

Q25

英語の勉強のために洋書を読みたいのですが、どんな本から読めばいいでしょう。

A

これも、大変多くの方から何度も受けてきた質問です。

英語の本を1冊も手にしたことのない人が、最初に読むべき本ということでしょう。これはおそらく人によって違いますから、なかなか答えるのが難しいところもあります。

まず、私自身の例を挙げてみます。

初めて英語のペーパーバックを1冊読み通したのは中学生のときです。そして高校では30冊くらいの原著を読みました。覚えているのはJ・R・R・トールキンの『指輪物語』、L・M・モンゴメリの『赤毛のアン』シリーズ、マーガレット・ミッチェルの『風と共に去りぬ』といった小説と、ミルトン・フリードマンの『選択の自由』などです。

これらを読み通して実感したのは、英語の本を1冊読み通すことは自信につながるということです。そして、**英語力が飛躍的に向上する**こともわかりました。

また、何冊か読み進めて気づいたのは、必ずしも辞書を引きながら読む必要はないということです。意味のわからない箇所が少々あっても、我慢して読んでいれば、前後から類推できます。**脳がだんだん英文の処理に慣れてくる**からなのでしょう。

過去に日本語訳で読んだ小説の原書に挑戦するという方法もあります。

私の場合だと『赤毛のアン』がこれでした。すでに翻訳を読んでいるので、内容はある程度頭に入っています。そのため比較的スムーズに読み進めることができるのが最大のメリットでしょう。その一方で、日本語訳では感じなかった魅力に気づくことも多いのが面白いところです。

または、自分が興味を持っているテーマについて書かれた本を選ぶのも良いと思います。

例えば、大好きな洋画、海外ドラマの脚本やノベライズ、監督や出演者が書いた本などを読む。ガーデニングが趣味だったら、専門家が書いた本を読むというのもいいでしょう。もともと興味のあるテーマであれば、最後まで読み通すことも難しくありません。**内容を理解するのに必要な情報が脳のなかにストックされている**ので、読みこなしやすいというメリットもあります。

とはいえ、やはり最初の1冊はその人次第なのだろうと思います。

最初の1冊は自分で探すべきです。私の答えはヒント程度に考えて、ぜひ探してみてください。

そこで、たまたま出会い、最後まで読み通せた本が、その人にとっていちばん良い本なのだと思います。

Q26

英語の本を読むときは、辞書を引きながら読むほうがいいですか。

A

辞書を引きながら1語1語読む。
辞書を引かず、わからない箇所は読みとばして感覚で読む。
結論からいえば、どちらの読み方も大事です。

まず辞書を引きながら読む場合を見てみましょう。
この方法では、単語を1つずつ確認しながら読めるので、文章の内容を理解し、納得しながら読み進めることができます。その結果、英単語の知識が増え、英語への理解が深まるというメリットがあります。

しかし最大の難点は、読み終えるまでにかなりの時間がかかってしまうところです。また、文章のリズムに乗ることができず、表現の味わいやストーリーの面白さを十分に受け止められないというデメリットもあります。

では辞書を引かないで、とにかく読んでいくやり方はどうでしょうか。

真っ先に思いつくのは、単語や文章の意味を取り違えるかもしれないというデメリットかもしれません。しかし、その一方で、文章のリズムを味わいながら、1冊の本を早く読み通すことができるのもたしかです。

思い出して欲しいのですが、私たちが最初に日本語の本を読破したとき、辞書を引いたでしょうか。おそらくつかっていないと思います。

会話も同じです。お父さんとお母さんは、幼い子どもと話すとき「この子はまだ3歳だから単語は基礎的な100語だけにしよう」などという手加減はしないはずです。

私たちは母語を学ぶとき、単語を１つずつ記憶するような勉強法を採っていません。**膨大な言葉のビッグデータに触れながら、だんだん慣れていく形で言語を獲得しているのです。**

英語も同じなのだと思います。辞書を引かずに読む方法は、英語のビッグデータに触れながら、慣れていく学習法だといえるのです。

脳科学の見地からみると、英単語などの新しい記憶は**「短期記憶」**として、脳の海馬にいったん蓄積され、整理整頓されたうえで脳の側頭連合野に**「長期記憶」**としてファイルされます。パソコンのメモリとハードディスクのような関係だと思えば良いでしょう。ところが長期記憶のなかでも、意識しなくてもできるような、身体で覚えた記憶（**「手続き記憶」**と呼びます）は、小脳や大脳基底核など、別の場所にファイルされることがわかっています。自在に英語を操るには後者の回路も用いる必要があります。

できるだけ脳の多様な回路をつかうことが、語学の学習には重要なのです。

ですから、辞書を引きながら読む方法と、引かずに読む方法、どちらも取り入れるのがベストだと思います。

Q27
英語の学習を始めるのは、早ければ早いほうがいいのでしょうか。

A

小さなお子さんをお持ちの方から受けることの多い相談です。

みなさんご存知のように、**脳の神経回路網は若いほど柔軟性に富んでいます。**その意味では、英語学習はできるだけ早く始めるのが良いといえます。

ただし**「英語学習には臨界期がある」**という考え方には、同意しません。臨界期説は、言語習得にはもっとも効果の高い年代（3～5歳、10歳など諸説あります）があり、その時期までに習得しないとネイティブのように操ることは難しいとする考え方です。しかし、これは科学的に証明されたものではありません。

実際、何歳から始めた人でも、いったんその言語に堪能になれば、脳のなかの回路はネイティブな人と大きな違いはないという研究も報告されてます。


その一方で、こういう質問をされることもあります。

「幼いうちに英語に接すると、日本語がダメになるというのは本当ですか」

教育熱心な方ほど心配なさるようですが、これも事実ではありません。

お父さんとお母さんで母語が違うという家庭で育つ子どもはたくさんいますし、インドのような多言語国家では3種類、4種類の言葉のなかに身を置くのが当たり前だったりします。このような多言語環境で育つ子どもの言語能力が、そうでない人に比べて劣ってしまうということはありません。

脳はもともと多言語に対応していますから、幼い頃から英語に接するのは、大いに結構なことだと思います。

つまり、**英語の勉強を始めるのはできるだけ早いほうがいい。しかし、遅くなってからでも手遅れではない**というのが私の答えです。

英文学の世界に重要な足跡を残した天才作家ジョセフ・コンラッドをご存知でしょうか。ポーランド生まれの彼は、船員として乗り込んだイギリス船籍の船で初めて英語という言語に接しました。すでに20歳を過ぎていたそうです。その後イギリスに移住したコンラッドは英語を習得し、30代半ばにして作家としてデビューします。もちろん英語で書かれた小説です。

有名な作品に『闇の奥（ハート・オブ・ダークネス）』があります。フランシス・F・コッポラ監督の映画、『地獄の黙示録』の原作といったほうがわかりやすいかもしれませんね。

つまり、コンラッドは、20歳を過ぎてから学んだ言語で小説を書き、世界的な作家として認められたわけです。

もちろん誰もがコンラッドのようになれるわけではないでしょう。しかし、彼のエピソードは、外国語の習得は何歳から始めても遅くはないということを示す好例だと思います。

ですから、今、この本を読んでいらっしゃる方が何歳であろうが、お子さんの年齢がいくつであろうが、**語学は「今から始める」のがベストです。**

子どもには教育熱心なのに、自分に関しては「私はもう年だから」「もう手遅れなので」とおっしゃるお父さんやお母さんは少なくありませんが、その言い訳は通用しません。早く始めるに越したことはないにせよ、何歳になっても英語は上達する可能性があります。あきらめずに、ぜひ挑戦してみてください。

余談ですが、多言語を操れる人は、認知症になりにくいという研究報告もあります。

Q28

子どもが勉強しません。どうしたらいいですか。

A

子どもを1本の木に例えると、「いくらいっても勉強をしない」という現象は、表面に見えている枝や葉っぱに過ぎません。枝葉だけでは木の状態がわからないのと同じで、そこだけを注意したり、叱ったりしても、お子さんの行動を決して変えることはできないのです。

枝葉の状態が悪くなっている原因は、土の下の見えない部分、根っこにあります。根の状態がしっかりしていないから、いくら怒っても子どもは勉強しないのだと考えてください。

根っこの部分とは何でしょう？　それは**目的意識**です。

なぜ勉強をするのか。

勉強するとどんな喜びがあるのか。

勉強は自分の人生をどんなふうに変えてくれるのか。

子どもは人生経験が少ないので、このような「勉強をする目的」が曖昧なままになりがちです。だから、いくら怒っても、行動が変わらないのです。

この状態に気づかず、ただキツく「勉強しなさい」と叱り続けたり、目先の利益で動機付けをしてしまうと、根っこにも悪い影響を与えてしまう可能性があります。

怒られないように、勉強する。

テストでいい点を採るとゲームができるから、勉強する。

いい学校に入るとカッコいいから勉強する。

もし子どもが、こうした目的で勉強をしたらどうでしょうか。ひとまず勉強はやるようになるかもしれませんが、いずれ上手く成長できなくなる可能性が高いと思います。いくら木の枝葉を引っ張ったり、栄養剤をまいても、根っこが貧弱なままでは、木は立ち続けることができないからです。

子どもの力を引き出すためには、やはり根っこを育てるべきです。勉強をする意味を、本人がきちんと理解できるようにしてあげましょう。

そのために親ができるのは、**本物を体験する機会を増やす**ことです。例えば、博物館や美術館に連れていく。動物園、水族館、コンサートも良いでしょう。子どもの興味や関心に合わせ、さまざまな本物に触れさせてください。素晴らしいものを見たり、触れたり、味わうことは、「勉強」の先にどんな世界が広がっているのかを、子どもに実感させることに他なりません。「あんなものをつくりたい」「あれをもっと知りたい」「あんな人になりたい」という具体的な目標ができれば、それは一生の宝になるはずです。これが、子どもの根っこを育てるということだと思います。

親が本音で話すことも大切です。

表面的に「勉強しなさい！」とくどくど叱るのではなく、その理由や子どもへの思い、勉強の意義をきちんと諭してみましょう。

勉強をすることでどんな可能性が開けるのか。

お父さんやお母さんの子どものころはどうだったか。

「勉強をするとこうなる」と、子どもに目的意識を持たせる発言を心がけるのです。少々難しくても、問題ありません。大人が本音で実感を込めて話す言葉は、子どもの心に必ず残るものです。そうすることで、子どもという生き物の一本の根っこがしっかりしていきます。

子どもが勉強しない悩みは目先の対処療法ではなく、根っこから解決しましょう。

おこづかいやゲームで釣っても意味はありません。**勉強すること自体でドーパミンが分泌するような脳になるのが理想です。**

Q29

偏差値を爆発的に上げる方法を教えてください。

A

まず偏差値について確認しておきましょう。

これは、ある集団のなかで、自分がどのあたりの位置にいるかを表す相対的な数値です。ですから全員が同じ試験を受け、同じ基準で採点しないと算出できません。ハーバード大学のような海外の有名大学の多くは、個性豊かな生徒を入学させる制度を採っているので、偏差値という目安はつかわれません。

その一方で、日本の教育システムでは、偏差値を大学や高校進学の目安として長年つかい続けています。大学や高校入試をひかえた学生たちは、自分の合格の確率を判定するためにこの数値に一喜一憂してきました。かねてより指摘されているようにこのシステムには弊害が多く、私も日本の偏差値教育には懐疑的な立場です。

しかしある種のゲームとして、偏差値を上げるためにはどうしたらいいかについて少し解説してみましょう。そのためにまず必要な**数学、現代国語、英語の基本的な勉強法と集中力アップのテクニック**についてお答えしたいと思います。

数学は、徹底的にたくさんの練習問題を解くのが基本です。

練習問題の経験を積むことで、さまざまな問題のパターンを脳の内部に染み込ませるつもりで取り組みましょう。そうすることで、より早く、より正確に、正解にたどり着けるようになります。

現代国語は、非常に特殊な教科です。

出題されている文章を書いた作家本人も「解答がわからない」という出来事が起きる、不思議な科目でもあります。

なぜ、そのようなことが起こるのかわかりますか？　**じつは現国の試験を解くうえで必要なのは、創造性や発展的な思考力ではないからです。**

小説などの文章は、深く考えれば考えるほど、複合的な意味合いを感じ取ることができるものです。そのため、想像力豊かな人ほど、回答で提示された選択肢すべてを読み込んでしまい、「表面上はこう書いてあるけど、作者の本当の真意はこっちではないか」と深読みし、間違えてしまいます。創造力や発展的思考力がある人ほど、その傾向は強いと思います。

ですから、**現国の試験は、パズル感覚で解くトレーニングをするのがいいでしょう。**

出題された文章に書かれている内容を、身もふたもなく、単純に分解して、組み立て直すゲームだと考えるのです。

少し残念な気はしますが、現在の大学や高校入試では、どうしてもそうした問題が多く出題されるようです。私は割り切ってやるのがいいと思います。

英語を勉強する基本は、大量の英文を読むことです。

単語力や文法を重視するやり方もありますが、語学は暗記するものではありません。

いくら単語を覚えても、それだけでは本当の意味での英語力は身につかないと思います。

英語で書かれた文章をとにかくたくさん読み、慣れていくというアプローチで取り組めば、必ず上達するでしょう。

世の中には、さまざまな勉強法があります。なかなか成績が上がらないという人は、自分に合わない方法を選んでいる可能性がありますから、これらの基本を参考にしていただければと思います。

最後に集中についてもアドバイスをしておきましょう。

勉強に集中したいときは、いきなりトップスピードで入ることをオススメします。

「まずコーヒーを用意する」とか「机のまわりを整理する」といった段取りはできるだ

け省略し、**「やる」と決めた1秒後には集中している**という習慣を身につけるのです。

Q19で紹介している「居間でしょ！」方式の集中力の負荷トレーニングが参考になると思います。

勉強に完璧に集中しているとき、脳は**「フロー」**（Q31参照）な状態になっています。これは自分自身とその対象（勉強）の境目がなくなり、まるで一体化しているような状態を指す心理学用語です。フロー状態に入ると、人間は時間の経過を忘れ、勉強していることと自体が楽しく、喜びとして感じられるようになります。勉強でフロー状態になること。これを自分の感覚として獲得できれば、効果的な勉強ができるはずです。

Q30

脱抑制が可能な脳にするには、どうしたらいいのでしょう。

A

「脱抑制」とは、衝動や感情をコントロールできなくなり、適切な抑制が効かない状態のことです。おもに薬物やアルコール、認知症などで起こることが知られています。脳は通常、システム全体のバランスをとるために、各回路の働きを抑制し、自己規制をかけていますが、この抑制が外れてしまう状態だと思えばいいでしょう。

この定義だけ読むと、脱抑制はあまり良くないことに思えるかもしれません。しかしイノベーションを起こすような創造性（クリエイティビティ）を発揮するとき、脳は、一種の脱抑制状態になっているのです。

「新しいアイデアを思いついた」という場面を思い出してみてください。

私たちは、脳に「思いつけ」「ひらめけ」と指示して行動させたわけではありません。いつのまにか思いついていた、という感覚ではなかったでしょうか。

じつは**人間は、脳に何かを強制することはできません。**脳の回路はある意味、勝手に働いており、思いもかけなかった新たなものが生み出されたときに、気づくだけです。これは、抑制を外してあげること、つまり脱抑制で起こるのです。

何かをしゃべるときも同じです。

いま私はこれを話している。声の調子を変えて、オチはこうして、次はこれを話そうと、脳に強制しているわけではありません。「黙る」という抑制を外すことで、単語が自然に流れ出てくる。蛇口をひねるとお湯が出る、あるいは源泉かけ流しの温泉と同じイメージで、言葉が出てくるのだといえるでしょう。

脳の潜在能力をフルに活かすためには、脱抑制が欠かせないのです。

どうすれば、自在に脱抑制ができるようになるのでしょうか。

その第一歩は**成功体験を増やす**ことだと思います。

脱抑制によって脳から積極的にアウトプットをするようにして、その結果が良いものになるという経験をひとつずつ積み重ねていくのです。すると脳は「抑制しなくてもOKだ」という強化学習をすることになり、だんだん脱抑制ができる脳になっていくはずです。

日本は世界のなかでも、とりわけ抑制の強い社会だといわれています。

「空気を読む」ことが求められたり、同調圧力を気にしたり、目立つことを避けたり、何かと我慢することが多いのが日本人の特徴です。こうした環境に合わせた脳のつかい方を続けていると、脱抑制はますます難しくなってしまうと思います。ときには抑制を外し、自分の思いや感情を出すようにしてはどうでしょうか。脱抑制のできる脳になるためには、いわゆる「ちゃぶ台をひっくり返す」こともときには必要なのだと、私は思っています。

もちろん、失敗してしまうケースもあるでしょう。もし本音を口にしたことでトラブルが起きたときは、当然、謝ったり、真意をしっかり伝える努力をするべきです。しかし経験を積むと「このくらいのちゃぶ台返しは大丈夫なんだ」というコツがつかめるようになっていきます。

ですから、**多少波風が立ったとしても、自分の思い、怒り、哀しみなどについてしっかり伝える練習をしてみてください。**そうすることで、脱抑制のコツがわかり、脳の可能性を拡げることができるでしょう。

Q31

短時間でフロー状態になるための秘訣があれば教えてください。

A

Q29でも触れましたが、**フローとは人間がもっとも集中し、最大のパフォーマンスを発揮している状態のことです。**集中している一方で、大きな喜びの感覚もあり、非常にリラックスしています。１９９０年にアメリカの心理学者、ミハイ・チクセントミハイ博士が著書『フロー体験　喜びの現象学』で提唱した概念です。

集中しているのにリラックスしている。そんなことが可能なのかと思われる人もいるかもしれません。しかし、脳から見れば、この2つは問題なく両立します。

集中とは、ひとつのことに、脳のリソースを振り向けること。
リラックスとは、脳が余計なことを考えないでいられること。

こう定義し直してみると、両者がじつはかなり近い状態だとわかるのではないでしょうか。この2つを兼ね備えている状態こそがフローです。

フローに入ると時間の感覚がなくなることもわかっています。何か好きなことに熱中してしまい「あ、もうこんなに時間が過ぎていたのか」と驚いた経験は誰しもあることでしょう。フロー状態になっているとき、私たちは自分自身の存在さえも忘れ、対象に没入しているのです。そしてそれは決して苦痛なことではなく、むしろ喜びを感じています。「これをやり切れば◯◯が手に入る」という目標すら必要ありません。熱中して取り組んでいるその行為自体が目的であり、脳からは報酬系物質のドーパミンが分泌されているのです。

では、短時間で素早くフローに入る秘訣についてお答えしましょう。いつでも望んだときにフローに入れるようにするためには、やはりトレーニングが欠かせません。

フローの基本は集中ですから、まずは集中力のスピードアップが必要です。

できるだけ短時間で集中した状態になるためには、Q19やQ29でお話しした「居間でしょ！」負荷トレーニングや、すぐにトップスピードで集中する訓練が有効です。とくに役立つのは負荷トレーニングだと思います。

何かの課題に取り組んでいるとき、自分と課題とのあいだに邪魔なものが多くなるほど、集中することは難しくなります。フローとは**「今、世界には自分と課題しかない」**と思えるほど、自分と課題が一体化した状態です。ですから、どんなにノイズの多い場所であっても気にしないようにするトレーニングを重ねることで、短時間でフローの状態に入りやすくなります。

リラックスするトレーニングも必要でしょう。周囲の余計な情報に気をとられず、断捨離的な状態で、課題に向き合いつつ、そのことを楽しむゆとりを持つのです。

この訓練は日常生活のなかでおこなうことができます。**街を歩いているとき、人と話しているとき、オフィスに座っているときなど、さまざまな場面で「リラックスしよう」と心がけるのです。**これをしばらく続けると、どういうときに自分が緊張したり、感情的になりやすいのかをメタ認知できるようになります。そうすると、自分のリラックスした状態を体感でつかめるようになるはずです。

そして、その**リラックスした状態を保ったまま、トップスピードで集中する訓練を繰り返せば、短時間でフロー状態に入れるようになるでしょう。**

取り組む課題の選択には、ちょっとしたコツがあります。

ミハイ・チクセントミハイ博士は、自分の実力と、課題の難しさの関係によって、フロー状態への入りやすさが異なるという研究結果を発表しています。

それによると、フローになりやすいのは、課題の難しさと自分の実力がだいたい一致しているとき。とくに課題が自分の実力よりもほんの少しだけ難しいときに、もっともフローに至りやすいとされています。難しすぎれば不安になり、簡単すぎれば退屈してしまうというわけです。

ですから、**フローのトレーニングには、自分が全力で取り組めばクリアできるような課題を選択するようにしてください。**

Q32

理系の人と文系の人の脳のつかい方は、どう違うのでしょうか。

A

東京大学の入試が理科一類、二類、三類、文科一類、二類、三類と分かれているように、日本では現在も多くの大学が「理系」「文系」という区分を採用しています。旧制高校時代に生まれた習慣らしく、学問をこのような形で明確に分けるのは日本だけではないかともいわれます。

もちろん欧米にも、ナチュラル・サイエンス（自然科学）、リベラル・アーツ（自由七科＝文法学、修辞学、論理学、算術、幾何学、天文学、音楽）、ヒューマニティー（人文学）という概念はありますが、その境目はかなり曖昧で、日本のように厳格に区分するものではありません。

さらにいえば、アメリカのブラウン大学の改革をきっかけにして、「専攻」というパッケージを設けないシステムが世界中に広がり始めています。生徒が自分の意志で履修する科目を組み合わせることによって、それぞれの専攻を定義するというものです。

ですから「文系」「理系」という区別は日本独自の古い制度であり、あまり意味がないともいえるでしょう。

ところがそれにも関わらず、両者の脳の働きにはそれぞれ特徴があるのも事実です。

いわゆる「理系」は科学技術を中心とした学問群です。この学問を修めた人には、数学やプログラミングの手法を用いて作業を進めていく傾向が明らかに強いと思います。一般的に**「理系脳」**と呼ばれるものです。

いわゆる「文系」に分類される学問では、膨大な文献を読むことが多く、言語（日本語や英語）がもっとも重要です。ここに分類される学問を学んだ人は、言語を基盤として思考を深めていこうとする脳の回路を持っているようです。**「文系脳」**と呼ばれるものですね。

両者には、たしかに違うところがあると思います。

また、理系の学問では、まず仮説を立て、それが正しいかどうかを実験を通して調べていくというアプローチを採ります。これに対して、文系の学問では、過去の文献を幅広く調べ、自分独自の視点や理論を構築していくというアプローチが一般的です。ここにも脳のつかい方に違いが出る要素があるのかもしれません。

とはいえ、理系の研究者も大量の論文を読むことは欠かせませんし、とりわけレビュー論文（先行研究の知見をまとめた論文）を書くときには、多くの文献を読んだうえで自分の意見をまとめるという、文系的なアプローチが必要です。

そして近年では、文系ジャンルの研究においても、情報処理やデータベース構築、そしてプログラミングの知識が求められるようになってきました。

もはや理系、文系双方のセンスがないと、深く対象や課題に関わっていくことは難しいといえるでしょう。今後、さらにこの傾向は進んでいくはずです。

「進化論」を唱えたチャールズ・ダーウィンは、自然科学についての知見を収集し、自分自身の研究を進める一方で、幅広いジャンルの文献を読み込み、それらの研究を統合した理論を構築したことで知られています。その成果が『種の起源』という本でした。

学問の本質をきちんと考えれば、文系と理系というカテゴリー分けはやはり意味のないものだといえそうです。

第4章

脳の謎

Q33

頭が良いということは、何を意味するのでしょうか。

A

一見、単純そうな問いのようで、大変深い質問です。

人間の頭の良さについて研究した学者のひとりに、イギリスのチャールズ・スピアマンという心理学者がいます。彼が1904年に提唱したのが**「g因子」**という概念です。g因子とは人間の知能が働くときに共通する「一般因子」と定義されているので、いわゆる**「地頭《じあたま》の良さ」**のようなものだと考えればいいでしょう。このg因子とs因子（特殊能力）の組み合わせが、個人の知能である、としたわけです。

彼は統計学の手法を用いて、g因子が高い人はさまざまな分野で学力が高いことを示しました。脳の前頭葉にある「司令塔」回路が関与していることも示唆しています。

スピアマンの仮説が正しいとすれば、人間には普遍的な知性、地頭の良さをつくる因子のようなものが存在し、それを多く備えている人ほど「頭が良い」ということになります。


しかし、これに反論する理論もあります。例えば、知性は多重なものであるとする**「多重知性理論」（MI理論）**を唱えたのはアメリカの心理学者ハワード・ガードナーでした。

知性とは特定のg因子1つで定義できるものではなく、多重な知性が存在するという立場です。ガードナーは、少なくとも8種類の知能（言語・語学知能、論理・数学的知能、音楽・リズム知能、身体・運動感覚知能、視覚・空間的知能、対人的知能、内省的知能、博物学的知能）があると主張しました。それぞれの得意、不得意が多重に組み合わさっているというわけです。

脳の働きを考えてみると、このどちらの理論にも一理あることがわかります。

例えば、ひとつの分野について深く勉強し、脳の働きを深めると、他のいろいろな分野でもその効果が発揮されるというケースがあります。いわゆる「頭の良い人は何をやらせてもすごい」という現象です。この点だけを見れば、知能全般に共通するg因子が存在するように見えます。

ところが、ある特定のことにだけ突出した才能を発揮する人も存在します。

典型的な例はサヴァン症候群（Ｑ４参照）でしょう。自閉症の方の一部に見られるものですが、彼らはすさまじい速度の計算能力を発揮したり、目に映る光景をカメラのように一瞬で記憶するといった能力を持っています。その一方で他者とのコミュニケーションはあまり得意ではないという側面があり、これは多重知性理論の正しさを証明しているかのようです。

つまり「頭の良さ」の元となる共通の因子があるようにも見えるし、さまざまな因子が組み合わさっているようにも見えるというわけです。

結論はまだ出ていません。

さらに近年では「頭の良さ」という概念自体が変質しつつあります。

その原因は、人工知能（ＡＩ）の出現とその急速な進化です。

みなさんよくご存知のように、人工知能は計算能力や情報処理能力が格段に高いのが特徴です。そのうえ近年では囲碁や将棋、チェスのようなボードゲームでも人間のプロを打ち負かすレベルになってきました。今後はさらに幅広い分野で、人間を凌駕するだろうと予測されています。

そのような未来においては、コンピュータで代用できるような知能は必要とされなくなるかもしれません。実際に、人間はクリエイティビティや個性、対人能力といった部分を重視するべきという意見も出てきています。

つまり、**頭の良さ＝知性は、時代の変化や社会情勢によって左右されるもの**でもあるのです。

Q34

ひと目惚れとは、脳の働きから見てどういうことなのですか。

A

「誰かを好きになる」というのは、とても不思議なことです。ましてやひと目惚れとなると、意志とは関係なく働く、脳の存在を感じずにはいられません。

この問題については、過去さまざまな実験結果が発表されていますが、まだはっきりとした結論は出ていません。

ただ、ひと目惚れそのものではないのですが、それに関連する研究があります。

人間は最初の約２秒で、対象について判断をくだしているようだという実験結果があるのです。これがヒントになるかもしれません。

アメリカの作家マルコム・グラッドウェルの『第1感――「最初の2秒」の「なんとなく」が正しい』という本に、ある大学の授業を1学期間受けた生徒と、その大学の授業の動画を2秒間見た生徒に、その授業の面白さを評価させるという実験が紹介されています。その結果は、ほぼ一致していました。つまり**人間は、非常に短い時間のうちに、さまざまな情報を受けとめる能力を持っている**ようなのです。

ひと目惚れも、外見、雰囲気、たたずまいといった情報を一瞬でキャッチし、判断したものだと考えることができるでしょう。

この仮説は脳の構造とも一致します。

一般的に、**人間の脳では、論理を司る回路より、感情を司る回路のほうが、情報処理の速度が速い**といわれています。そのため、感情（扁桃体を中心とする回路）の情報が、論理（大脳新皮質を中心とする回路）を先回りしてしまうことがあるのです。

つまりひと目惚れという現象は、相手の情報が脳に入り、大脳新皮質が詳しく解析するよりも前に、感情の回路が「この人を好きだ！」という結論を出してしまった状態です。脳波を調べた実験も、「好き」「嫌い」の処理が先におこなわれており、それを大脳新皮質があとから理屈として整理するという傾向にあることがわかっています。

「清潔感」「ルックス」「人柄」「共通の趣味」といった好き嫌いのためのチェックリストが脳内にあって、そのチェックリストが及第点を超えたから「この人を好きになろう」と決める、というプロセスではなさそうです。


「人を好きになる」のは、やはり直感なのでしょう。

「〇〇だから好き」という理屈は、大脳新皮質があとから裏づけるもの。脳はそういうアーキテクチャ（構造）になっているのです。

これはぜひ覚えておくと良いでしょう。不意に強い感情が湧きあがったときに冷静に対処できると思います。

ひと目惚れならまだしも、ムッとしたときはとくに有効です。感情に身を任せず、大脳新皮質の処理を待てば良いのです。

Q35

創造性とは、何でしょう。

A

新しいものを生み出す**「創造性＝クリエイティビティ」**という言葉は、近年ますます耳にするようになりました。

その原因のひとつがコンピュータの進化にあることは明らかでしょう。記憶力や計算能力では、人間はもはやコンピュータには太刀打ちできません。大量の情報を客観的に分析して最適解を出すことにおいても、さまざまな分野で人工知能（ＡＩ）のほうが優れた成果を出すようになっています。

そんな時代を生きていく、これからの人間に残された数少ない取り柄が、創造性だというわけでしょう。

しかし、創造性を「0から1を生み出すもの」「無から有を創り出すこと」と考えるのは間違いです。

自然界で起きるプロセスはすべて連続的で、無から有ということは起こりえません。それはミステリアスに見える脳でも同じです。まったく何もないところから生まれたように見えるアイデアも、そのプロセスはやはり連続的なのです。

「創造＝クリエイション」というものが、脳内でどういうプロセスを経て生まれるかを見てみましょう。

私たちはアイデアを絞り出そうとするとき、まず手がかりとなる情報やイメージを思い描こうとします。このとき脳の前頭葉は「こういうものが欲しい」というリクエストを大脳新皮質の側頭連合野に送っています。ここは大量の情報が蓄えられている記憶の倉庫です。

リクエストを受け取った側頭連合野は、倉庫のなかにあった膨大な記憶情報をさまざまに組み合わせ、編集して、イメージにいちばん近いものを前頭葉に届けます。そのなかから「これだ！」というものを見つけるのが、創造性（クリエイティビティ）なのです。**創造性＝クリエイティビティとは、側頭連合野から前頭葉に多彩な情報を再編集して引き出す力**だ、と言い換えることもできるでしょう。

つまり無から有が生まれているように見えても、実際には側頭連合野にある過去の記憶情報がタネになっているのです。そのタネをさまざまに組み合わせ、再編集し、ネットワークキング化するのです。そうしたプロセスは無意識の働きなので、新しいアイデアなどが「０から生まれた」ように錯覚しがちなのかもしれません。これが脳から見た創造性の仕組みです。

イギリスの天才物理学者ロジャー・ペンローズはこんなふうに表現しています。

「創造することと思い出すことは似ている」

非常に上手い表現だなと思います。

通常の「思い出す」という現象は、側頭連合野にある記憶をそのまま前頭葉に引き出すことです。これを**記憶の想起現象**と呼びます。

これに対して「創造性」というものは、側頭連合野にある記憶を単体ではなく、他の記憶と結びつけて新たに再編集し、前頭葉に引き出すわけです。

こう考えれば、両者がよく似ているのは当然なのだとわかるでしょう。

「創造性とは0から1を生むこと」という誤解は、19世紀初頭まで生物学で盛んに議論されていた「生物は自然発生することがある」という自然発生説によく似ているなと思います。

この学説を否定したのはパスツールがおこなった**「腐敗の実験」**でした。

彼は独自に工夫したフラスコをつかい、煮沸し、外気に触れさせないように密閉された肉汁が腐敗しない（＝微生物が発生しない）ことを実験的に証明してみせたのです。

これと同じで、新しい創造物にも、必ず何かヒントやネタになるものがあるのだと私は思います。

なお、**創造性を高めるうえに重要なのは、側頭連合野に蓄積された記憶の量と、前頭葉がリクエストするときの「こういうものが欲しい」と描くビジョンの強さ**ではないかと考えられています。

ですから、まず、さまざまなことを経験し蓄積すること。

そして、その経験を踏まえたうえで「従来にはない、こういうものが欲しい」という強烈なビジョンを持つことが大切です。

Q36

どうしたら天才になれるのでしょうか。

A

これも非常に興味深い問題です。

天才については数多くの研究があるのですが、残念ながら「どうしたらなれるのか」の答えは出ていません。

ただ、ひとつだけはっきりしていることがあります。

天才は遺伝しないということです。

天才の子どもは、たいてい天才ではありません。そして天才は、普通の人の子どもとして生まれてきます。

例えば、相対性理論を唱えたアインシュタインの息子ハンスは、水理学者としてそれなりの業績を挙げましたが、父のような「天才」と呼ばれることはなかったようです。ハンスのウィキペディアには歴史的な業績よりも「いい人である」ということが書いてあります。

大作曲家モーツァルトの父レオポルト・モーツァルトは大成した音楽家でしたが、その功績はおもに音楽理論、教育者としてのもので、作曲家としては凡庸だったようです。息子の教育には多大な貢献をしたといえますが、天才の遺伝子を与えたとはいえないでしょう。

ちなみにモーツァルトの息子フランツは、父亡きあと、未亡人によってモーツァルト２世として大々的に売り出された作曲家ですが、やはりパッとしませんでした。

つまり**天才は凡人から生まれ、天才の子は凡人になるのが通例なのです。**

なぜ天才は遺伝しないのでしょうか。

例えば、**頭の良さを表す指標として有名なIQは、遺伝の影響が50％程度あるのではないかと考えられています。ちなみにこれより高率の60％くらい遺伝の影響を受けるとされているのが身長です。**

ところが、天才の遺伝率は、限りなくゼロに近いのです。

この事実からわかるのは、天才は生まれ育った環境、出会う人、時代背景、そして経歴などのさまざまな要素がたまたま結びついたときに誕生する、ということではないでしょうか。

実際、天才の多くは**「偶然に」**発見されています。

幼いモーツァルトが非凡な音楽の才能を持っているのがわかったのは、姉のピアノのレッスンを横で聞いていて曲を覚えてしまったことがきっかけです。父親が音楽家でなければ、もしかしたら、本人を含めた誰ひとりその才能に気づくことなく一生を終えていた可能性もあったでしょう。

つまり**「天才とはネットワークのなかで生まれる」**といえそうです。

仕事などで天才的な才能を発揮している人は、人生で築いたネットワークのなかで、その才能を見出し、認めてくれる人々と出会ってきたからこそ、今そこにいるのではないでしょうか。

だとすると、ごく普通の私たちでも、そのやり方を真似ることは可能です。

つまり、自分の人生で出会う相手やものごととの偶然の結びつきを大切にするように心がければいいのです。結果的に天才になれるかどうかはわかりませんが、**天才が生み出されるメカニズムを真似ることはできる**と思います。

Q37

物質である脳から、どのようにして意識や心が生まれるのですか。

A

これは現代科学の最大の謎のひとつです。

私自身もライフワークとして「人間の意識とは何か」を解明する研究に取り組んでいますが、いまだに答えにはたどり着けていません。

物質である脳から意識や心が生み出されるのは、本当に不思議なことだと思います。意識のなかで感じられるさまざまな質感を**「クオリア」**と呼びますが、このクオリアを科学的に解明するのは、とても難しいことなのです。

クオリアは定量化したり、数値で示すことができません。

例えば「赤い感じが３」とか「白い感じは２」とひとまず記録し、方程式を立てて計算しようとしても、「赤いという質感」や「白いという質感」そのものに辿り着くことはできません。

クオリアには個人差もあります。

私が見ている赤と誰かが見ている赤が、本当に同じ色かどうかはわかりません。そしてそれを証明することもできません。

「赤は赤なのだから、同じに決まってるじゃないか」と思われる人もいるかもしれません。しかしＡさんとＢさんが同じバラを見て「赤いね」といったとしても、それは赤という言葉が共通しているに過ぎません。そのクオリア（視覚の質感）が、ＡさんとＢさんで同じだと保証することはできないのです。

さらにいえば、他人が意識を持っていることを確認する方法もありません。

私たちは「自分が意識を持っている」ことはたいてい確信しています。しかし他人が意識を持っているかいないのかを確認することはできません。経験的に「みんな同じように話しているし、たぶん意識を持っているのだろう」と類推することができるだけで、もし「意識を持っているかのように振るまっているだけ」と仮定すると、それを客観的に否定することは難しいのです。

これを**「哲学的ゾンビ」**といいます。

オーストラリアの哲学者デイヴィッド・チャーマーズが提唱した概念で、意識を持っている存在とまったく同じように振るまうけれども、じつは意識を持っていないという仮想の存在です。この哲学的ゾンビが果たして存在するのか否かについて、多方面での議論がなされていますが、未だに解明されていません。

そもそもなぜ意識が存在しなければいけなかったのかも謎のままです。

脳は物質ですから、当然、自然法則に従っています。そこに意識というものが宿った理由が、科学的アプローチからはどうしても導き出せないのです。自然法則上はムダなもの、余計なものだと考えるほうがふさわしいともいわれています。
そのため**「もともと意識というのは認知の構造からずれている」**と考える研究者もいます。**「コグニティブ・クロージャー」（認知的閉鎖）**と呼ばれる立場で、簡単にいえば、**私たち人間の認識システムは、そもそも意識のような問題を理解するのに適していない。**だから意識の問題は永遠に解けないというわけです。やや悲観的な立場だといえるでしょう。

このように意識や心は、人類に残された最大の謎のひとつです。それどころが、この謎が解ければ、他の多くの謎が解明できる可能性も開けるかもしれません。

例えば、人間には自由意志があるのか。生きるとはどういうことか。死ぬとはどういうことか。時間とは何か、といった古来からの哲学上の疑問に答える鍵が見つかるかもしれないというわけです。

残念ながら、この質問に答えを出すことはできませんが、意識を巡る研究の難しさと奥深さを感じていただけたらと思います。

Q38

古今東西、茂木先生がもっとも賢いと感じる人物は誰ですか。

A

やはり、アルベルト・アインシュタインかなと思います。

アインシュタインは、みなさんよくご存知の「相対性理論」を唱え、時間や空間に対する考え方に大変革をもたらした科学者です。「一般相対性理論」では、重力が時間と空間を曲げるという、宇宙の成り立ちの根本に迫る大発見もしています。彼の提唱した $E = mc^2$ という美しい関係式はあまりにも有名です。質量とエネルギーが等価であることを突き止めたこの式は、不幸にも原子爆弾に応用されてしまうという側面もありましたが、彼が人類の歴史に大きく貢献した天才だということに異論のある方はおられないでしょう。

これらの実績はもちろん素晴らしいものです。しかし、私がアインシュタインをとりわけ優れた頭脳の持ち主だと考えるいちばんの理由は、彼の哲学者的な姿勢です。物事の本質を突き詰め、考え抜く強い力を感じるのです。

アインシュタインが相対性理論を完成する直前、物理学の世界ではローレンツ変換という数式が提案され、物議を醸していました。それは光のスピードに近づいたとき、物質がどう振るまうのかを記述したものでしたが、あまりにも奇妙な結果を当時の科学者たちは上手く説明することができなかったのです。

この問題を解決したのが、アインシュタインでした。彼は根本に立ち返り、そもそも「同時に起こる」とはどういうことなのかを考え抜くことで、鮮やかにローレンツ変換の式を導き出すことに成功したのです。これが1905年の「特殊相対性理論」の論文で、アインシュタインの賢さを証明する一例です。

本質的な問題に立ち返り、徹底的に考え抜く。言葉にすれば当たり前ですが実際にこれをやるのは、簡単なことではありません。

人工知能やロボットの技術や知識が日進月歩で進んでいる現代においても、そもそも知能とは何か、生命とは何か、私たちの意識や心とは何かという問題について日々考え抜いている科学者は、必ずしも多くありません。

アインシュタインのような人はなかなか現れないものなのでしょう。

彼は生き方も素敵でした。名声を得たあとも、まわりの声や社会情勢にとらわれることなく、自分が納得する生き方を貫いたのです。ある意味ロックンローラーっぽい一匹狼的なところがあり、そこも含めて素晴らしい人だと感じるのです。

ジャンルはまるで違いますが、ブッダやキリストもすごいなと感じます。いわゆる宗教的な天才たちですね。

彼らは、私たち人間が人生を生きていくなかで感じる根源的な疑問や、救いを求める気持ちに対し、納得のいく答えを与えました。しかもその思想体系は、価値観が変遷する２０００年以上のあいだ、各時代を生きる最先端の知性の持ち主たちを納得させ続けてきたのです。これはとんでもなく難しいことだと思います。あらゆるジャンルのなかでも、彼らのような宗教的天才がいちばん現れにくいといえるのではないでしょうか。

ちなみにアインシュタインは、人間のような性格を持った神様＝人格神は信じませんでした。ただし、宇宙の秩序を形づくるような存在は信じていた、といえるかもしれません。

Q39

薬物（ドラッグ）はなぜ脳に悪いのですか。

A

麻薬や向精神薬などのいわゆる薬物（ドラッグ）を乱用することは、明らかに脳に良くありません。

脳内ではもともと、これらの禁止薬物と非常によく似た性質を示す物質が生成されています。報酬系の神経伝達物質として本書に何度も登場した**ドーパミン**や**エンドルフィン**はその代表で、**「脳内麻薬」**と呼ばれることもあるほど強い覚醒作用や快楽をもたらすことが知られています。

「脳内にもあるのなら外部から薬物を摂っても構わないのではないか？」

そう思われる人もいるかもしれませんが、それはまったく違います。

脳に同じような物質があるからこそ、非常に危険なのです。

通常、脳が報酬系の神経伝達物質を出すのは、一定の条件が満たされたときだけです。それには、たいてい面倒な手続きや苦労が伴います。

代表的な例は、お坊さんの修行です。

空海は海が見える洞窟で、真言を唱える修行をし「道」を開いたといわれています。

山中で非常に厳しい修行をする僧侶もいます。彼らは厳しい手続きを踏んだ末に悟りを得て、非常に強い喜びや歓喜の瞬間を迎えるのです。彼らの悟り体験には、脳の報酬系物質が関わっていると考えられます。

このような「厳しい修行をする」というプロセスを経たうえでの喜びは、社会的にも、本人にとっても意味があるといえるでしょう。一生懸命勉強して受験に合格し、脳が喜びを感じたというケースも同じです。そうすると「**勉強するというプロセスには意味が**

ある」という情報が脳に蓄えられるという効果があるのです。
逆にいえば、そういうプロセスを経なければ得られないからこそ、ドーパミンは「報酬系」と呼ばれるといってもいいでしょう。脳にこのようなメカニズムがあるから、人は努力を続けられるのです。

これに対して、外部から摂取するドラッグには、厳しいプロセスや努力が必要ありません。**いきなり覚醒作用や快楽という報酬だけを手にしたとき、脳の回路が強化するのは「このドラッグを摂取しよう」という短絡的な行動のみです。**そこには、自分を成長させる、あるいは社会的に意義がある行動は何ひとつ介在しません。

これは非常に困りものです。ドラッグは量さえ摂取すれば、いとも簡単に強い達成感が得られてしまうので、そのまま中毒症状が進行し、過剰摂取を続ければ、その人は何の努力もしなくなり、仕事も人間関係も失ってしまうことになるでしょう。やがては物理的にも脳の機能が破壊されてしまうでしょう。

ドラッグは脳にとっての劇薬です。絶対に手を出さないでください。

Q40

人間には自由意志があるのでしょうか。

A

これはスケールの大きな質問ですね。とても興味深い一方で、答えを出すのが非常に難しい問題でもあります。

自由意志とは、私たち人間の行動が自発的な**「意志」**によって決められたもので、外的な要因に支配されているわけではない、という信念のようなものです。多くの人が、その前提で暮らしていると思います。

例えばランチに何を食べるか、将来の職業は何にするか、どんな人と結婚しようか。このような未来に対し、私たちは自分の意志で、自由に、決定できるという感覚をごく自然に持っています。

もし自分の意志が自由ではないと感じたら、人は心のバランスを崩してしまうかもしれません。誰かに制御されている、命令されているという感覚を抱えて生きていくのは苦しいものだと思います。

「自由である」という感覚は、私たちにとって必要なものだといえるでしょう。

しかし、その意志の源である脳が、物質によって構成されているのも厳然とした事実です。当然、100%物理法則に従っていますから、原因と結果による因果律からは逃れられません。メカニズムが複雑すぎてまだ予測できないだけで、実際には、現在の状態から次にどんな状態になるかは物理法則によって決まっているとも考えられます。

もしそうだとしたら、自由意志なんて存在しないということになります。あの人を好きかどうかを決める自由も、何を話すかを決める自由もないのでしょうか。

結論からいいますと、**現在の脳科学では「人は自由意志という幻想を持っている」と考えるのが基本的な立場です。**

脳の活動は自然法則によって決定づけられているにも関わらず、私たちは「自由である」という幻想を持っている。物理主義的な世界観と整合性をとるためには、そう考えるしかないのです。

幻想であることは、別に悪いことではありません。

例えば**お金は幻想です**。すべての貨幣や紙幣の価値を絶対的に保証する物質は存在しません。しかし私たちは、お金という幻想をつくり出し、価値の基準として用いることで、社会生活を豊かで便利なものにしてきました。

また、**愛も幻想です**。愛という物質があるわけではありませんし、エネルギーのようにその量を数字で表すこともできません。しかし愛情がなかったら、私たちは友人関係、家族関係を営んでいくことができないでしょう。

こう考えると自由意志という幻想も、お金や愛と同様に、私たち人間が生きていくうえで、非常に重要な幻想だと考えられます。

私たちは、幻想がなければ生きていけないのです。

逆に考えると、**自分をどれくらい「自由だ」と感じているかは、脳が活発に働いているか、あるいはそうでないかのひとつの指標と捉えることができます。**

例えば「自分の意志で人生を切り開いている」「自由に未来を選択できている」と実感しながら生きている人（自由意志という幻想が揺らいでいない人）は、脳がよく働き、人生もうまくいっているといえるでしょう。

「人生が思い通りにならない」「自由を感じられない」と毎日の生活に不具合を感じている人（自由意志という幻想が揺らいでいる人）は、何らかの問題を抱えており、脳の働きが低下している状態ということになります。

あなたも、どれくらい自分が自由であると感じているかを自己診断してみてください。

自由意志は幻想だと考えられています。しかしその幻想は、私たち人間が生命活動を維持していくためには必要不可欠なものなのです。

Q41

人工知能が人間の脳を上回る能力を持つようになったら、私たちはどうすればいいのでしょう。

A

将棋や囲碁のプロに勝利するような人工知能（ＡＩ）の登場が大きく報じられたこともあって、こうした心配をする方が増えているようですが、私はそれほど心配していません。

それは人工知能が人間という存在の鏡でありながら、それが映し出すものはまだ限られた部分に過ぎないからです。順番にご説明しましょう。

人工知能を開発する原動力は、人間に備わっている**「自分の存在を理解したい」**という衝動に基づいていると考えられます。

つまり、**人工知能とは、人間の知性を取り出し、機械に移し、学習させながら、進化させていく、人類の壮大な実験だともいえるでしょう。**人間という存在の鏡映しをつくっているわけです。

近年、人間の持つ計算力、記憶力、さまざまな事象を分析して最適解を導き出す分析力といった能力を備えた人工知能が次々と開発されるようになりました。人工知能の世界は急速に進歩していますから、遠からず人間が凌駕され、人工知能に置き換えられてしまう分野が出てくることでしょう。

ただし、現在開発が進められている人工知能が鏡のように映し出しているのは、まだ人間の限られた一部分だけです。

例えば、**人格や個性につながるパーソナリティを再現することはできません**。なぜなら人格を表現する良いモデルがまだ存在しないからです。これが完成しない限り、人格をコンピュータやロボットに実装することはできないでしょう。

また、**人間の豊かな感情を再現することも人工知能にはできません。**

感情が解析され、モデルがつくられるまではまだ時間がかかると思います。

私たちは音楽を聴く、絵画を見る、小説を読むなどを通して、さまざまな感動を覚えますが、現在の人工知能は芸術に対してほぼ何のリアクションもとることができません。

つまり、人工知能はダ・ヴィンチの絵を真似することはできるかもしれませんが、ダ・ヴィンチの絵画を見て「素晴らしいな」と感動する能力はないわけです。

私の友人である堀江貴文さんの名言があります。

「将来、人工知能が食べ物のレシピをつくるようになるかもしれないが、そのレシピによって作られた料理を食べて〝美味しい〟と感じる能力は人間にしかない。ざまぁみろ」

とはいえ、いくつかの分野で今後、人工知能が人間の仕事を奪う可能性はあります。

その際にポイントとなる要素を紹介しておきましょう。

人間が人工知能に勝るポイント

①コミュニケーション
②身体性

③発想・アイデア
④直感・センス
⑤イノベーション

人工知能が人間に勝るポイント

①書類作成
②記憶力
③計算力
④データ検索&解析
⑤オペレーション業務全般

人工知能が補えない部分に関して、人間がさらにその能力を伸ばしていくことができれば、私たちは人工知能と共存していけるのではないかと私は考えています。

Q42

日本人特有の脳のつかい方があるのでしょうか。

A

比喩的な意味だとは思うのですが**「日本人のDNA」「日本人の脳」**といった表現がつかわれることが近ごろ多くなっているようです。

たしかに日本人の多くが、ある遺伝的な集団を形成していることは事実ですし、特定の遺伝子の配列などに共通する傾向があるかもしれません。

しかし、同じ日本人であっても遺伝情報にはかなりのバラつきがあります。また、こうした表現で語られる「日本人らしさ」の多くは、社会情勢や文化的要因といった後天的な要因の影響の方が大きいといえるものが少なくありません。いくら比喩とはいえ一概に「日本人のＤＮＡ」「日本人の脳」というくくり方をするべきではない、と私は考えます。

その前提で考えてみたいのが、日本人の**「リスクテイク」**の精神についてです。どのくらいのリスクを取って（＝テイク）、チャレンジするかということですね。

徳川幕府成立以来、日本人は比較的リスクを避けてきた傾向があると思います。「出る杭《くい》は打たれる」ということわざがあるように、保守的な社会のなかで、新しいことにチャレンジしようという精神があまり感じられません。日本人はリスクテイクに消極的な精神性があるのではないか。現代でも「安全」「安心」という言葉がワンセットで標榜されているのはその証拠のようにも感じられるのです。

じつは**リスクテイクに積極的な人は、ドーパミンに関連する遺伝子に大きな特徴があることが知られています。**多くの遺伝子サンプルを採取して調べることができれば、日本人はあまりリスクを取らない民族だということが、もしかしたら明らかになるかもしれません。

しかしそう感じる一方で、徳川幕府以前の戦国時代における日本人はむしろリスクテイクの塊のように見えます。

自分の力以外、何も信じられるものがない時代、民衆は「自力救済」が当たり前で、戦国武将たちもときに権威や権力に反旗を翻す「下剋上」に踏み切る精神性を持っていました。

現代に置き換えれば、米国のシリコンバレーで**「ディスラプティブ・イノベーション」**（破壊的イノベーション。既存の枠組みや市場を破壊するほどのインパクトのあるイノベーションのこと）と呼ばれるような精神が、当時の日本人にはあったのだと思います。

当時の日本人も現在の日本人も遺伝子的にはそれほど変化していませんから、これは脳のつかい方が変わったと考えるのが自然でしょう。

というわけで、**日本人の脳のつかい方は、時代や状況によって変化してきた**というのが質問へのお答えです。

脳にはそれだけの自由度、可能性、多様性があります。

今後どう変わるかはわかりません。状況が一変すれば、再びリスクテイクを好み、破壊的なイノベーションが頻発するような日本社会になっていくかもしれません。日本人の脳の特徴や傾向を議論したり、外国の人の脳のつかい方と比較する際には、こうした前提を踏まえておくようにしてください。

第5章

脳という小宇宙

Q43

人類は将来、肉体がなくなったあとも、脳だけを生かし続けることができると思いますか。

A

これは、古くから数多くの哲学者や科学者が考え続けてきた問題です。

アメリカの哲学者ヒラリー・パトナムが提唱した「**水槽の脳**」という面白い思考実験を紹介しましょう。

これは「**あなたが現実の体験と思っているこの世界は、高性能なコンピュータにつながれた水槽内の脳が見ているバーチャルリアリティなのではないか**」と仮定するものです。映画『マトリックス』を思い出した方もおられるでしょう。あの作品の設定は、この思考実験にヒントを得たといわれています。

この思考実験は「水槽の脳に意識があるといえるのか」「水槽の脳は『世界のなかで存在している』といえるのか」「私たちの脳は水槽のなかにはないとどうやったら証明できるのか」といった問題を問いかけてくるものです。

他にもさまざまな論点が浮かび上がります。例えば**「他者性」**です。

人間の脳は、外界と関わる相互作用によってさまざまな働き方をします。「他者」のない水槽の脳に意識が宿るとは考えにくいのではないでしょうか。コンピュータなどでシミュレーションすればいいと考えることもできますが、仮想世界で誰かが設計した他者が、本当の他者といえるのかという疑問も湧きます。

この実験を実際におこなうとしたら、どんな問題や疑問が生じるかという視点で考察してみるアプローチもあります。

将来的に、インプット側の神経をすべて人工物で置き換え、外界からの入力をシミュレートすることは理論上は可能でしょう。

しかし、脳は生き物です。単に情報をやりとりしているだけではなく、血管を通じた酸素や栄養素の供給、ホルモンを生成する内分泌系をコントロールする働きもあります。こうした身体との結びつき、いわゆる**「身体性」**のない状態での脳をどんな存在だと考えれば良いのでしょうか。

この問題は、特定の人の脳にあるデータを取り出しコンピュータに取り込むことができるか、脳とそっくり同じ機能を持つ人工知能は意識を持つことができるか、といった命題にもつながります。

この仮説を基に研究されているのが、人間の脳内シナプスの結合を計測してコンピュータ上で再現する**「マインド・アップローディング」**や、人間が持つ脳の機能を模倣して、理学的なアプローチで人工知能をつくろうとする**「ホール・ブレイン・エミュレーション」**といったものです。これは脳のなかで起きている化学反応を分子レベルまで解明しようする試みです。

しかし脳科学的な立場から見ると、これらは正直、荒唐無稽なアプローチだと思います。脳の神経系がおこなっている情報のコーディングは、まだまったく解明されていないのが現状だからです。

マインド・アップローディングやホール・ブレイン・エミュレーションが可能であると考えている研究者の多くは、人間の脳を工学的な見地から研究している人々です。工学者には、いい意味で楽観的なところがあり、こうしたアプローチが技術革新を進めてきたのも事実です。彼らにとっては、最新技術を脳に適用しようとするのは当然のやり方なのでしょう。


人工知能の進化には目覚ましいものがありますが、しかし現在のＡＩに反映されている人間の属性は、脳のほんの一部の機能を取り出したに過ぎないものです。

そう考えると、脳の内容物すべてをコンピュータやロボットにインポートして意識を持たせることは、原理的にあまりにも難しく、将来的にもまだ可能性すら見通せていない状態だろうと思います。

生身の人間としてのたった一度の人生を楽しむのが、現状においても、また近い将来においても意義のある唯一の対応なのではないでしょうか。

Q44

超常現象というものは、脳が認識したと思い込んでいるだけなのでしょうか。

A

サイコキネシス（念力）や未来予知、透視、千里眼（遠くのものが見える）、あるいは親や知人の身に不幸があると「虫の知らせ」を感じたり、亡くなった人が会いに来るなど、超常現象にもさまざまなものがあります。

そうしたいわゆる超常現象として知られるものの多くが、いわゆる**「脳内現象」**、つまり**脳のなかでつくられた幻想だと考えられています。**

広く知られている超常現象の大半は、さまざまな科学的手法によって検証されていますが、そのなかで「通常の科学では説明がつかず、超常現象としかいいようがない」と認められたケースは今のところないというのが実情です。

例えば、いわゆる「虫の知らせ」も確率的な解析がおこなわれています。

私たちは日常生活のなかで、不意に特定の人を思い浮かべることがあります。それと時間的に近い時期に、たまたまその人が亡くなったという知らせが届くと、私たちは「因果関係があるのでは」と考えてしまうわけです。その思いが強まると「亡くなった時間と同時だった気がする」と記憶が変わってしまうことも少なくありません。「虫の知らせ」は、こうした偶然と心理的効果でほとんど説明がつくようです。

私たちは「5が出ろ！」と念じて振ったサイコロの目が5だったとき、まるで自分がサイキックパワーの持ち主かのように「5の目を出した！」という気持ちになってしまうものです。しかし、それを証明する科学的なデータはないのです。

このようなことが起こるのは、**脳の認識に幅があるから**です。

私たちが普段認識しているつもりの現実にも幅があるともいえます。

「目の前にコップがある」と認識していても、じつは脳の神経細胞がつくり出した脳内現象の可能性もあるのです。

まるで水槽の脳（Q43参照）の思考実験のようですが、**人間の脳でつくられている認識や現象は、それだけ危ういものだということは覚えておいてください。**私たちの脳は、現実には存在しないコップの幻覚を見てしまうこともあるのです。

ですから**現在のところ、超常現象の大半は脳内現象であり、幻想であると考えるのが妥当でしょう。**

超常現象が科学的な世界から認められないのは、私たち人類が長い時間をかけて緻密に積み上げてきた科学の枠組みとの整合性が取れないからです。ですから、従来の科学のパラダイムを根底から覆すようなことがなければ、超常現象が認められることはないと思います。

もちろん将来において、そうした現象が見つかる可能性はゼロではありません。しかし今のところ、その兆候はないのです。

Q45

暑い地域に住む人間より、寒い地域に住む人間のほうが頭が良い気がしますが、事実でしょうか。

A

まったくの**偏見**です。事実ではありません。

暑い地域に住んでいる人は、怠惰で能天気。寒い地域に住んでいる人は努力家で緻密《ちみつ》というのは単なる表面的なイメージに過ぎず、それを裏づけるエビデンスはありません。

そもそも人類は、アフリカの赤道地帯で誕生したといわれています。

そこから世界中の地域に分散していく過程で、さまざまな気候や環境に適応していきました。やがて各地域に定住する人たちが生まれ、脳はそれぞれの地域に応じた発達を遂げていったのでしょう。

たしかに寒冷地のほうが生存の難しい側面があったかもしれません。しかし温暖な場所にも、その土地特有の条件に合わせた適応が必要だったはずです。**それぞれの適応の程度に上下はない**というのが、現在の科学の考え方です。

暑い地域にいるとあまり頭をつかわないという偏見を持たれている人は、数学についてはどうお考えでしょうか。寒い地域に住んでいる人間のほうが得意だと思われるかもしれません。しかし、そうではありません。

0（ゼロ）の概念を発見し、現在も世界的な数学者を輩出し続けているインドは、南部は暑く、北部は寒いそうです。あるインドの方は、両方の地域を比べて、北部の人のほうが賢いとは思わないと話していました。

実際、インド人の天才数学者シュリニバーサ・ラマヌジャンはインド南部の暑い地域で育った方です。景色の良い南部では、野外に人々が集まって語り合う習慣があり、それが南独自の知的文化を育んでいるそうです。その典型的な例がラマヌジャンなのでしょう。

暖かい地域にある研究所で、非常に優れた成果を上げている例もたくさんあります。シンガポール国立大学はそのひとつといえます。

というわけで、暖かい地域の人は頭が悪いというのは、根拠のない偏見です。

Q46

宇宙は結局、私たちの頭のなかに存在しているのではないでしょうか。

A

これは大変哲学的な難問です。

宇宙というマクロコスモス＝大宇宙に対し、脳や心というミクロコスモス＝小宇宙がどのような関係にあたるのか。これは、古今東西さまざまな人々が考え続けてきた壮大なテーマです。

代表的な考え方として**「自分という存在がなくなったら世界も消えてしまうのではな**

いか。だから自分という存在なしには世界もあり得ない」というものがあります。いわゆる**「独我論」**と呼ばれるものです。

たしかにあり得る考え方だと思います。私たち一人ひとりの生命、心、意識が、この世界においていかに特別でかけがえのない存在かも想起させてくれます。

認識と実在の謎については、こんな視点もあります。

つまり、宇宙がどれほど広大であっても、その広さを想像するイマジネーションを持つ私たちの心の働きがなければ、誰にもそれを認識することはできないという事実です。**「もし森のなかで木が倒れても、その音を聞く者が誰もいなかったら、果たして倒れる音はしたのだろうか」**という有名な例えもあります。

このように独我論は非常に魅力的な考え方なのですが、その一方で「自分は宇宙においては本当にちっぽけな存在である」という認識も大切だと思います。

自分個人を離れたところに、客観的で広大な世界がある。

そういう認識を持つことは、温暖化やエネルギー問題など、地球規模の問題が発生している現代においてはますます重要になるはずです。

私は、次の2つの考え方のどちらも真実を含んでいるのだと考えています。

宇宙は存在しても、それを認識する私がいなければ存在していないのと同じ。

自分という存在は広大な宇宙から見ればちっぽけな存在である。

この2つの考え方のあいだを自在に行ったり来たりすることが、バランスの取れた知性、柔軟な思考なのではないでしょうか。

Q47

直感的に感じたものと論理的に導き出したもの、どちらの選択が後悔しないで済むでしょうか。

A

直感とは脳の無意識から生み出され、意識による論理的な解析や分析を経ていないもののことです。自分の身体性、つまり身体と密接に結びついており、**自分自身の思考や感情の反映**だと考えることもできます。

そういう意味では、**直感に基づいた選択のほうが、後悔しない確率は一般的に高い**といえるでしょう。しかし直感だけに頼ると間違いが起きることがあります。

無意識から湧き出た「こうしたい」という直感的な選択をいったん保留し、意識によって論理的な面から検討を加え、本当に正しいかを見極めたうえで判断するというプロセスが踏まれます。これが通常、私たちのおこなう選択行動です。

ここで問題となるのは、論理的に解析した結果と、直感的に思いついた選択肢とが異なる場合です。ご質問もそのどちらを優先すべきかというものでした。

プロ棋士である羽生善治さんによると、**棋士は直感で次に指すべき手がすぐわかる**そうです。残りの持ち時間で何を考えているかというと、その直感が本当に正しいのかどうかを論理的に再検討しているのです。

検討の結果はどうするのでしょう。

自分の直感が正しければその手を指します。

「こっちのほうが正しいのではないか」という別の手が見つかった場合は、後者を指すのだとおっしゃっていました。

その場合も、直感と論理のどちらがベターかを決めるのは難しいそうです。羽生さんであっても迷うといいます。

直感が教える選択肢と論理的に導き出した選択肢のどちらを選ぶかは、永遠に解けない難しい問題なのかもしれません。

そこで私が連想するのは、人工知能が普及する未来です。

今後、私たちの社会では、人工知能が日常生活に進出する場面が増えてくることでしょう。そこでは論理的に導き出された選択肢に身を委ねる場面が増えることが予想できます。基本的には、その判断に従ってさえいれば、無理もムダもムラもない効率の良い暮らしが送れるはずですが、もしかしたら、それほど簡単ではないのかもしれません。


人間にとっての直感は、その時点の自分の感情や思考の反映であり、自分自身を丸ごと映し出したものです。その意味で、直感とは**「自分らしい判断」**そのものだといえます。ですから、**直感に従った選択のほうが後悔しない**といえます。

しかし、自分の都合だけで世の中を生きていくわけにもいきません。やはり客観的な判断、周囲への配慮などを考えたうえで結論を出すべきでしょう。

つまりは**直感と論理、その両方をせめぎ合わせた末に自分の選択肢を決定する。**この２つのバランスをどう取るかが、生きていくうえでのセンスになると思います。

Q48

中毒になるとき、脳のなかでは何が起きているのですか。

A

中毒とは、脳の報酬系の働きです。

何かの刺激によって、脳内のドーパミンなどの報酬系と呼ばれる神経伝達物質の分泌が活性化されると、活性化する前におこなっていたことを「**こうすると脳が嬉しい**」と記憶し、この回路が強化されるという仕組み「**強化学習**」によって、起こる現象です。

前のQ47で、お話を引用させていただいたプロ棋士、羽生善治さんは、初めて出かけた将棋道場で15級からスタートし、最初はまるで勝てなかったそうです。しかし10級に上がったとき認定状を渡され、将棋の腕前を褒めてもらった体験が羽生さんが将棋に深くハマるひとつのきっかけとなったそうです。これも報酬系の働きです。

数学者のガウスは、小学校低学年のころに「1から100まで足し算をしてみなさい」と先生からいわれました。じつはその間に先生が別の仕事を片付けるための口実だったのですが、ガウスはあっという間に「5050」という正解を出し、先生に驚かれたのです。

「どうやって計算したのか」と聞かれた彼は「1と100を足すと101、2と99を足すと101、3と98を足すと101になることに気づいたので、それが全部で50個あることを確認し、101を50回足しました」と答えました。

このときに先生に褒められたことが、彼を数学者の道に進ませた要因になったといわれています。

これらは、**他人に褒められるという体験により、脳が報酬系を活性化させ、羽生さんは将棋に、ガウスは数学にハマるという、良い意味での中毒になった事例です。**

ひとかどのことを成し遂げる人は、何かを達成していく過程で、さまざまな喜びを得ているものだと思います。そうした状態は、ある種の中毒になっているという見方もできるのではないでしょうか。

アイドル好きが昂じて中毒になる人もいます。一心不乱にアイドルの情報を集めているとき、脳の報酬系が活性化している状態になるからです。マンガ中毒、映画中毒、音楽中毒、いずれも同じでしょう。

ですから、違法なドラッグをつかわなくても、依存症のようになってしまうケースもありえます。例えば将棋を指さないと居ても立ってもいられないとか、数学の問題を解いてないと落ち着かないとか、プログラムを組んでないとイライラするといったことも起こるのです。

ですからポイントは中毒になる対象でしょう。

つまり、**自分自身の人生や仕事や社会にとってもプラスになるような対象に中毒となるのが望ましいといえます。**羽生さんがプロ棋士となったように、ハマった対象が職業になれば、非常に素晴らしいことだと思います。

Q49

個性は、遺伝で決まるのですか。

A

いいえ。Q36の天才の事例でお話ししたのと同様に、個性は遺伝だけで決まるものではありません。

個性を形成するもっとも大きな要因は遺伝ではなく、**社会的ネットワーク**だと考えられています。このとき脳内では重要な働きをするのが**ミラーニューロン**という神経細胞です。

これは1996年にイタリアのパルマ大学のグループが発見した脳内の神経細胞で、**鏡（ミラー）のように、自分の行為と他人の行為を映し合う不思議な働きをする**ことがわかっています。

ミラーニューロンは、**他人の体験や行動からその人の心理的な状態を推測する能力**に関連しており、人間が社会性を獲得するうえでも欠かせないものです。また**自分の状態を客観視する「メタ認知」にも関わっています。**

自分の個性を直接見ることができませんが、じつは脳内にあるミラーニューロンには、自分を映す鏡があるのです。そして目の前にいる人の脳にもミラーニューロンがあり、あなたの行動を映しているわけです。

つまり、**脳科学から見れば、自分の個性を知りたいと願うなら、他人と出会わなくてはならないといえます。**そして、他人との出会いによって私たちの個性はつくられていくのです。

個性とは、遺伝的な影響も多少はあるものの、おもに他人と出会い、他人を鏡とすることで磨かれていくものだといえるでしょう。

しかもその鏡は一様ではありません。出会う人が変われば、映る自分の個性も少しずつ違います。少し歪んで見える自分もあるかもしれませんし、ぴかぴかに輝いている自分、ちょっとくすんだ自分もいるでしょう。そのような自分を素直に見つめることで、少しずつ自分という存在や個性が客観的にわかってくるのです。ですから、大勢の人とコミュニケーションをとることは非常に大切だといえます。

繰り返しますが、**人間の個性は、他人との出会いによってつくられ、他人を鏡とすることで磨かれていくものです**。ぜひそのことを忘れないでください。

Q50

人間の個性とは結局、何なのでしょうか。

A

私たち人間の個性とは、欠点と長所が表裏一体となったものです。

欠点と長所は明確に分けることができません。自分の気に入らない欠点も、多くの場合、長所と密接に結びついているものです。

つまり欠点と長所の両方を合わせ持った存在として、自分を見つめて受け入れることが、生きていくうえでとても大事なのです。

たしかに自分の欠点を直視することは、なかなか難しいものでしょう。誰にでも劣等感はあります。そのためについ欠点を見ないフリをしたり、隠したりしたくなるでしょう。ときには自分を守るために、他人を攻撃するというケースも起こります。これらは良いことではありませんし、自分の劣等感をさらに刺激する結果に結びついてしまいます。

必要なのは、欠点と長所は表裏一体であるということをしっかり認識して、受け入れることです。

これは他人に対しても同様です。他人も欠点と長所が表裏一体となった存在だということを認識し、それを丸ごと、受け入れるようにしてください。

人付き合いは苦手だけれど、論理的な思考力の高い人がいます。

口下手だけど、他人の気持ちを理解する能力に長けている人もいます。

こうした個々の個性を、そのまま丸ごと受け入れようということが、脳科学のいちばん重要なメッセージだと考えています。

それができれば、私たちは自分自身の個性を活かし、また他人の個性も活かすことができるようになると思います。

個性について、もう少しだけ補足させてください。

個性とは、偶有性の産物です。誰かがある個性を持つことに必然性があったわけではありません。私たちはみな、たまたまそれぞれの個性を持っているのに過ぎないのです。

しかし、個性を受け入れることができると感覚が変わります。

「偶然だったけれど、この個性であることは自分にとっては必然だったな」

そう納得できるようになるのです。

このような実感を持つことができると、勇気を持ってさまざまなことに挑戦し、未知の分野を探索していけるようになります。**「心の安全基地」**（Q6参照）を獲得できたということです。

個性には、身長など遺伝的な要因もありますが、大部分は生まれ育った環境のなかで形成されていくものです。最近の研究では、親の教育やしつけも、子どもの個性にはあまり影響を与えていないことがわかってきました。個性形成の最大要因は、やはり社会的ネットワークなのでしょう。つまり人々とのコミュニケーションです。家族もその一部に過ぎないのです。

私たちはまるでひとつの大河のように、さまざまな小さな支流から少しずつ影響を受けながら、自分の個性というものを形づくっていくわけです。

私たちの個性は、私たちの人生の履歴書であり、人生の道中で出会ったさまざまな人々、さまざまな経験の集大成である、ということができます。

あなたの個性がどんなものであっても、この世にたったひとつしかないその個性を、愛おしんで、大切にしてください。

おわりに

最後までお読みくださってありがとうございました。

もしかすると、自分の聞きたかった質問や答えがなかったという方もいらっしゃるかもしれません。どんなにたくさん質問を集めても、人生に対する問いというものは、それぞれの方にとって無限にあるものです。

そういう場合は、この本で見つけたちょっと気になる問いを参考にしたり、あるいはそれをもとに自分自身で考えていただければと思います。

自分で考えるということは、自分の個性を反映させるということでもあります。最終的には、自分自身が抱える問題について、自分自身で真摯に答えを追い求めることこそが、人生の醍醐味でしょう。

そもそも正解はひとつではありません。

人の数だけ答えがあるといっても過言ではないくらいです。

脳科学には、人間が持つ個性、社会への向き合い方、自分自身の問いへの向き合い方についての普遍的なヒントがたくさんあります。

本書では、その一端をご紹介してきたつもりです。

この本が、みなさんがご自分の人生を考えるうえで、より深く、より広く考えるためのきっかけになってくれれば、そして、みなさんの人生にとって、少しでも手助けになれば、これ以上嬉しいことはありません。

たった一度のみなさんの人生が、輝かしく、そして楽しく、喜びに満ちたものであることを心から願っています。

本書をつくるに当たっては、出版社ワニ・プラスの宮﨑洋一さん、そして編集制作をしてくださった春燈社の小西洋平さん、眞由美さんのご協力をいただきました。

この場を借りてお礼申し上げます。

2017年初春　東京にて。

茂木健一郎

すべての悩みは脳がつくり出す

著者　茂木健一郎

2017年3月25日　初版発行

茂木健一郎（もぎ・けんいちろう）
1962年東京生まれ。脳科学者。ソニーコンピュータサイエンス研究所シニアリサーチャー、慶應義塾大学特別研究教授。東京大学理学部、法学部卒業後、東京大学大学院理学系研究科物理学専攻課程修了。理学博士。理化学研究所、ケンブリッジ大学を経て現職。2005年、『脳と仮想』（新潮社）で、第4回小林秀雄賞を受賞。2009年、『今、ここからすべての場所へ』（筑摩書房）で第12回桑原武夫学芸賞を受賞。その他著書多数。

発行者　佐藤俊彦
発行所　株式会社ワニ・プラス
〒150-8482
東京都渋谷区恵比寿4-4-9　えびす大黒ビル7F
電話　03-5449-2171（編集）
発売元　株式会社ワニブックス
〒150-8482
東京都渋谷区恵比寿4-4-9　えびす大黒ビル
電話　03-5449-2711（代表）

装丁　橘田浩志（アティック）
柏原宗績
編集協力　株式会社春燈社
DTP　小田光美（オフィスメイプル）
印刷・製本所　大日本印刷株式会社

本書の無断転写・複製・転載を禁じます。落丁・乱丁本は
㈱ワニブックス宛にお送りください。送料小社負担にてお取替えいたします。
ただし、古書店等で購入したものに関してはお取替えできません。
©Kenichiro Mogi 2017
ISBN 978-4-8470-6109-7
ワニブックスＨＰ　https://www.wani.co.jp